AF461936

L'UTILITÉ
DE LA
MÉDECINE
DÉMONTRÉE PAR DES FAITS.

L'UTILITÉ
DE LA
MÉDECINE
DÉMONTRÉE PAR DES FAITS,
OU
NOUVEAU RECUEIL

De Rapports officiels et autres observations également authentiques, qui prouvent que la mortalité en France pourroit être considérablement réduite, et qu'elle le seroit probablement de plus d'un tiers, si, par de bonnes institutions, le Gouvernement secondoit l'heureuse impulsion que la pratique des sciences médicales a reçue de nos jours.

Tels sont les préjugés. . . . .
. . . .
La raison et l'esprit ont beau les condamner ;
L'esprit et la raison se laissent gouverner,
Et notre âge, si fier de sa vaine sagesse,
Les fronde par jactance, et les suit par foiblesse.

Epître au Roi de Perse.

Par L.-F. BIGEON, *Docteur en Médecine,*

Médecin des Épidémies, Inspecteur des Eaux minérales de Dinan et du Clos-Poulet; des Sociétés académique de Médecine, de Médecine pratique, médicale, académique des sciences de Paris, etc.

A DINAN,

Chez J.-B. HUART, Imprimeur-Libraire. — 1818.

TABLE ANALYTIQUE DES MATIÈRES.

INTRODUCTION.

Une nombreuse population est nécessaire en France. — De la mort prématurée. — De la vieillesse. — L'expérience éclairée par la physiologie, ne peut être trompeuse, lorsqu'elle est confirmée par le nécrologe. — La médecine symptomatique est aussi dangereuse que séduisante. — Motifs qui ont déterminé à combattre les opinions de M. ** sur la dysenterie.

Note A. La doctrine médicale, énoncée dans les différens écrits de l'auteur, est conforme à celle des médecins les plus justement célèbres et des sociétés savantes. — Extraits du journal général de médecine, de la gazette de santé, du moniteur, du journal de la société de médecine pratique, du journal universel des sciences médicales, du journal des Côtes-du-Nord. — La mortalité est diminuée, toutes choses égales, de plus d'un tiers à Dinan, depuis 12 ans, tandis qu'elle est augmentée d'un cinquième dans les autres parties de l'arrondissement et dans une proportion presque égale dans les villes voisines. — Extraits des registres.

Note B. Le préjugé favorable aux remèdes très-actifs est tellement répandu, que dans l'arrondissement la mortalité annuelle est dans les communes habitées par des officiers de santé, d'un septième plus considérable que dans les autres. — Bientôt les ministres que la médecine peut avouer, n'offriront qu'une barrière impuissante aux charlatans titrés. — En imposant la pratique des médecins, on impose les malades. On frappe ces derniers au moment où presque tous auroient besoin des secours publics.

RÉFLEXIONS sur le rapport de M. **.

De la contagion. — Observations sur le développement de la dysentérie. — Réflexions sur les principes délétères qui déterminent les maladies épidémiques.

Note C. Funeste conséquence du fatalisme pendant les épidémies.
Note D. La fièvre est toujours symptomatique.

TRAITEMENT de la dysenterie.

De l'action des vomitifs sur les diverses parties du canal alimentaire, sur les matières stercorales, sur les vers, sur la bile, sur la transpiration. — Accidens qu'ils déterminent. — Des tisanes appropriées à la dysenterie. — Des lavemens. — Des purgatifs. — Des aromates. — Des toniques. — Des vésicatoires. — Du laudanum. — De l'éther. — De la dysenterie chronique. — Utilité des applications révulsives. — De la chaleur. — Des topiques émolliens. — Indications que les vomitifs et les purgatifs peuvent remplir. — En 1815, il ne périt, à Dinan, que cinq dysentériques adolescens ou adultes, qui tous avoient été émétisés. — Des préceptes, quoiqu'ils soient appuyés par des noms célèbres, ne doivent pas en imposer, lorsqu'ils sont en opposition avec le raisonnement éclairé par la physiologie, et avec l'expérience confirmée par la statistique.

Note E. L'exhalation capillaire est la cause la plus fréquente des hémorragies. — Cette proposition reproduite comme nouvelle, a été soutenue publiquement par l'auteur en l'an 7. — Indications à remplir, lorsqu'on ignore le mode de lésion qu'éprouve l'organe affecté. — Des doctrines médicales fondées sur des hypothèses et de la classification systématique des maladies.

Note F. En 1815, dans les communes où la méthode physiologique a été opposée à la dysenterie, la mortalité proportionnelle a été moindre de plus des deux tiers que dans celles où des évacuans ont été généralement prescrits.

Lettre à M. le Préfet et rapports relatifs à l'épidémie de 1816.

Rapides et effrayans progrès de la dysenterie en 1817. — Le charlatanisme se promet de nouveaux triomphes. — Avis aux habitans des communes dans lesquelles la dysenterie s'est manifestée. — Lettre à M. le Préfet. — Dans toutes les communes, la dysenterie cède promptement à l'administration raisonnée des secours publics. — En peu de jours, 6 malades dont 5 émétisés ou purgés, étoient morts à Tréméreuc. Bientôt le quart de la population, qui est de 436 ames, eut la dysenterie et guérit, excepté cinq, tous enfans, infirmes ou purgés. — A Trigavou, 9 dysentériques étoient morts émétisés et il n'en restoit que 20 le 30 septembre. Pendant les 25 jours suivans, on n'y a compté que 7 décès, quoique 115 dysentériques aient eu besoin de secours. — Conclusion.

L'UTILITÉ
DE LA
MÉDECINE
DÉMONTRÉE PAR DES FAITS;
OU
NOUVEAU RECUEIL

De Rapports officiels et autres observations également authentiques, qui prouvent que la mortalité en France pourroit être considérablement réduite, et qu'elle le seroit probablement de plus d'un tiers, si, par de bonnes institutions, le Gouvernement secondoit l'heureuse impulsion que la pratique des sciences médicales a reçue de nos jours.

INTRODUCTION.

CHAQUE année, plusieurs cent mille Français périssent victimes d'une médication inconsidérée, ou privés des secours qui pouvoient les conserver à la vie. Cependant une nombreuse population est nécessaire à la France, et, sous une bonne législation médicale, les hommes, mieux constitués, plus sages, et plus industrieux qu'ils ne l'ont été jusqu'ici, assureroient l'indépendance de l'état et sa prospérité. Ils seroient exempts de la plupart des maux que nous avons à souffrir, et leur nombre, qui pourroit être promptement augmenté, seroit aisément maintenu en rapport avec l'étendue et la fertilité du sol que nous habitons. J'ai, dans plusieurs écrits, justifié ces assertions et prouvé que des institutions qui assureroient d'aussi heureux résultats, loin d'être onéreuses, ne tarderoient pas à augmenter les revenus publics, même en diminuant les charges individuelles (1).

Quelques-unes des pensées et des théories médicales que j'ai cru devoir exposer, ont été reproduites, et je me félicite de ce que des Médecins justement célèbres les aient trouvées assez importantes pour se les approprier. Loin de la capitale, souvent distrait des travaux du cabinet, je ne me suis point flatté que, par mes soins, elles pourroient être assez répandues, et il suffit que la vérité prévale. Soyons unis pour combattre l'erreur, pour détruire des abus homicides.

L'homme, dans la santé, brave la mort; courbé

---

(1) Lettre à M. Egault, Officier du Génie, sur l'épidémie observée en l'an 12. — Dinan, 1805.

Observations qui prouvent que l'abus des remèdes, surtout de la saignée, et des évacuans du canal alimentaire, est la cause la plus puissante de notre destruction prématurée, des maux et des infirmités qui la précèdent; et Réflexions sur l'importance des services que la médecine rendroit à la société, si, pour bannir le charlatanisme, on faisoit dépendre de leurs succès réels l'honneur et la fortune des Médecins. — Dinan, 1814.

Recherches sur l'influence que les évacuans exercent sur la population. — Dinan, 1816.

sous le poids de la douleur, souvent il l'appelle: mais s'il reconnoît que l'altération d'un de ses organes doit rompre le lien qui les unit, s'il la voit prête à le frapper, il oublie les fatigues, les privations, les chagrins, les ennuis, les infirmités, les misères inséparables de l'existence. Les témoignages d'intérêt qu'il reçoit de ses amis, de ses parens, de ceux même dont il avoit à se plaindre, semblent lui assurer un avenir plus heureux, un bonheur sans mélange. Tout alors lui rappelle les fautes qui ont altéré sa constitution, la négligence des soins qui pouvoient prolonger ses jours, et ce souvenir ajoute à l'horreur que lui inspire le cercueil présent à son imagination ébranlée.

Que ce tableau, trop souvent retracé à ma vue, contraste avec celui du vieillard qui, au-delà du terme que la nature nous paroît avoir marqué, jouit d'une existence honorable, après avoir rendu à la société tous les services qu'elle avoit droit d'en attendre! Il n'a plus le désir des émotions vives, et il n'en ressent point la privation. Si quelques souvenirs s'offrent encore à sa mémoire, ces souvenirs sont ceux des jouissances qu'il a éprouvées, des bienfaits qu'il s'est plu à répandre, des maux qu'il a su éviter. Il croit avoir triomphé de la mort, qui ne l'appelle que quand ses sens engourdis ne peuvent plus l'attacher au monde: *Quasi poma ex arboribus, cruda si sint, vi evelluntur; si matura et cocta, decidunt* (1).

(1) *Cicero, de senectute.*

Lecteur, qui voulez parcourir en entier la carrière qui vous est ouverte, souvenez-vous que Cornaro, à la vue du tombeau que les égaremens de sa jeunesse avoient creusé, sut commander à ses passions, et, qu'après plus d'un demi-siècle d'une existence nouvelle et heureuse, il nous légua son exemple et d'utiles préceptes. N'oubliez jamais qu'une santé incertaine empoisonne les jouissances, même celles de l'esprit et du cœur; que celles-ci peuvent faire le bonheur de tous les âges, et sont les seules qui soient durables. Souvent aux autres succède le dégoût, et quelquefois un sentiment pénible.

Si aucun de vos organes essentiels n'est profondément altéré, la médecine peut justifier la confiance qu'elle vous inspire; et quels qu'aient été jusqu'ici les erremens de ses ministres, si vous l'invoquez avec les dispositions nécessaires, elle concourra, plus que toute autre science, à votre conservation et à votre bonheur: mais sa marche doit être lente et reservée. « Des Médecins, dit « Stahl, ne discernant ni l'oportunité, ni le « moment, ni la convenance, viennent, par des « drogues intempestives, bourreler sans nécessité « notre organisme, et suscitent les révolutions « les plus funestes à notre existence ».

Comparez la pratique de ce célèbre professeur, dont la devise fut *Expecta* : comparez celle de tous les Médecins, qui, réunissant à des connoissances profondes un jugement sain, ont pu rectifier, par l'observation, les théories qu'ils avoient conçues; comparez, dis-je, leur pratique à celle du néophyte en médecine, à celle de l'empirique, qui, mercenaire ou ignorant, vous flatte qu'une guérison prompte succédera à l'usage des remèdes violens que vous sollicitez, et que souvent il ne pourroit vous refuser sans compromettre sa réputation, sans se priver du témoignage de votre reconnoissance. Examinez sur un grand nombre de malades les résultats de ces diverses pratiques, et craignez d'ajouter au nombre des victimes de l'impatience.

Craignez également les habitudes routinières et l'influence bizarre et capricieuse de la mode. Celle-ci commande, et les Médecins ne peuvent, qu'en s'oubliant eux-mêmes, se soustraire à son empire. Des soins donnés indistinctement à tous les malades, des succès assez nombreux pour influer sur la statistique, ne les mettent point à l'abri des traits de l'envie et de l'ignorance. Dans le monde, on juge presque toujours leur capacité moins par le nombre des guérisons qu'ils opèrent, que par la multiplicité des drogues qu'ils prescrivent, la durée et la gravité des maladies qu'ils traitent. Tous savent que l'on n'oublie point la mort d'un malade, s'il a été soumis à un traitement que l'opinion réprouve, quelles qu'aient été les imprudences qu'il a commises, et la nature des accidens qui ont entraîné sa perte; enfin tous savent que la terre couvre de graves impérities, et que souvent, pour faire retentir les voix de la renommée, il a suffi de réunir à quelques connoissances un peu d'originalité et beaucoup de condescendance pour les opinions vulgaires.

Mais pour que la médecine mérite et obtienne, parmi les sciences naturelles, le rang que semblent lui assigner les importantes fonctions auxquelles se livrent ses ministres, l'utile application des théories, au lit des malades, est nécessaire ; et l'observation rigoureuse des faits peut seule procurer la solution des difficultés qui, chaque siècle ou plutôt chaque année, font naître de nouvelles propositions, de nouveaux systêmes que le temps ne tarde pas à détruire, en laissant aux sectaires la honte d'une méprise et le souvenir d'une pratique malheureuse.

L'expérience toujours vaguement invoquée, l'a été en faveur des systêmes les plus contradictoires et des pensées les plus irréfléchies. Cependant l'expérience doit être le guide du médecin ; et si, à l'exemple d'Hippocrate, les plus grands observateurs ont reconnu qu'elle est trompeuse, c'est qu'on ne peut l'acquérir qu'après avoir profondément étudié la structure de nos organes, les modifications qu'ils éprouvent dans la santé, les altérations qu'ils présentent dans la maladie : c'est, dis-je, qu'elle ne peut s'acquérir que quand, au lit du malade, on réunit à ces dispositions une entière indépendance des opinions médicales et des préjugés populaires. Elle ne nous trompe point, lorsque des faits nombreux, des observations de statistique attestent l'heureuse application des théories auxquelles l'étude de la physiologie a servi d'élément.

La doctrine médicale que j'ai développée n'a point été ou n'a été que foiblement combattue. Elle me paroît réunir presque tous les suffrages (*a*); et son utilité est démontrée par le nécrologe. Mais : *Tels sont les préjugés......* Tout en convenant que la raison désavoueroit des conséquences contraires à celle que je tire des faits et des observations physiologiques que j'ai publiées, un Médecin, M. **, chargé, en 1816, de l'inspection du service de santé relatif à la dysenterie, dans les communes du département d'Ille-et-Vilaine, voisines de l'arrondissement de Dinan, a voulu propager une pratique évidemment en opposition avec celle que j'ai cru devoir adopter; et dans son rapport officiel, il a donné de mes observations de statistique et de mes principes relatifs aux évacuans des idées très-inexactes.

J'aime à ne pas rechercher quelles furent ses intentions, et je ne rappellerois point son rapport, si, dans ses relations particulières, comme dans ses leçons publiques, il ne conseilloit une pratique que souvent on m'oppose; si la médecine symptomatique n'étoit aussi dangereuse qu'elle est séduisante pour les personnes dont le jugement n'a pu être rectifié par une expérience très-étendue, ou qui, refusant d'écouter leur esprit et leur raison, écartent d'autorité, et comme si elles n'étoient que *spécieuses*, toutes propositions qui ne sont pas en harmonie avec les préjugés et les habitudes des malades; enfin si la dysenterie, qui, depuis trois ans, a été, en automne, épidémique et très-répandue, dans l'arrondissement de Dinan, ne donnoit pour l'avenir des inquiétudes d'autant plus fondées qu'elle n'a point entièrement cessé.

M. ** a sans doute donné tous ses soins à la rédaction de son rapport : il l'a soumis aux premiers magistrats, et il a dû penser qu'il influeroit sur le traitement, par conséquent sur la vie de plusieurs malades. Pour répandre, autant qu'il me sera possible, de nouvelles lumières sur des points de doctrine que je considère comme des plus essentiels, je vais prendre le texte de son écrit pour sujet de mes réflexions.

Ce Médecin jouit, en Bretagne, de la première réputation parmi les défenseurs des opinions qu'il professe; et, si je prouve que ces opinions ne sont fondées ni sur le raisonnement ni sur l'expérience, la pratique de la médecine aura fait, dans nos contrées, un grand pas vers sa perfection; de nouveaux succès seront assurés, enfin mes vœux seroient remplis, si tous mes concitoyens, connoissant mieux les véritables intérêts de leur santé, savoient se soustraire à l'influence des doctrines médicales que j'ai signalées comme les causes les plus fréquentes de la mort prématurée des peuples civilisés.

Tôt ou tard la législation applanira la voie qui doit conduire au but vers lequel tous mes efforts ont été dirigés ; mais l'heureuse époque que je me plais à entrevoir pouvant être encore éloignée, j'ai dit tout ce que l'expérience m'a appris. La plupart des officiers de santé cédant à l'opinion vulgaire que le sang et la bile sont les causes de toutes les maladies, devois-je dissimuler que dans les communes où ils ne peuvent donner des soins assidus, la mortalité est beacoup moins considérable que dans celles qu'ils habitent (*b*) ?

Toujours guidé par les mêmes principes, je n'hésite point aujourd'hui à combattre les opinions d'un Médecin célèbre.

M. **. a vu, les 27 et 28 octobre 1816, en trois communes, à dix lieues de son domicile, 86 dysentériques. Il avoue son incertitude sur les effets salutaires ou nuisibles du traitement qu'il conseille ; mais le doute, l'*indicatio incerta*, qui toujours oblige un Médecin prudent à s'abstenir des moyens très-actifs, n'a dû paroître dans son rapport qu'une précaution oratoire, puisqu'il présente les remèdes qu'il indique, surtout les évacuans, comme s'ils étoient presque toujours utiles ou nécessaires.

Je vais citer en entier les articles de son mémoire qui peuvent être l'objet d'une discussion de quelque intérêt ; je veux dire ceux relatifs aux causes de la dysenterie et aux soins à donner aux malades. En les analysant, je craindrois de paroître affoiblir les raisonnemens que l'on croit propres à justifier la pratique que je combats ; mais les principales observations qui se trouvent dans les considérations préliminaires, ne différant pas essentiellement des observations que j'avois moi-même publiées l'année précédente (1), je ne rappellerai de cette partie du rapport que les passages qu'il importe de connoître pour avoir une idée suffisante de la constitution épidémique qui a régné dans nos départemens.

RAPPORT

DE M. **.

Sur la dysenterie observée en automne 1816.

Tout me porte à croire que si plusieurs individus en ont été attaqués dans le même temps et dans le même endroit, c'est qu'ils ont tous été soumis en même temps à l'influence des mêmes causes, les mauvais alimens et l'humidité ; et non parce que les principes morbides émanés des corps malades ont agi

RÉFLEXIONS

SUR

LE RAPPORT

de M. **.

Un Médecin, chargé par le Gouvernement de traiter une épidémie dysentérique, d'offrir des secours aux pauvres, prévient sans peine le découragement, s'il donne des soins désintéressés à tous les malades, s'il ne témoigne pour lui-même aucune inquiétude, et s'il prouve par des succès, que cette

(1) Instruction sur les causes et le traitement de la dysenterie épidémique, etc. — Dinan, 1816.

sur les corps sains, de manière à y reproduire la même maladie, ce qui est le propre des maladies contagieuses. Rien ne me paroît même devoir faire présumer que cette maladie tienne, comme quelques épidémies, à des qualités malfaisantes de l'air dont la nature est inconnue, puisque presque toutes les personnes qui sont dans l'aisance et qui s'occupent un peu du soin de conserver leur santé, se sont préservées de cette dysenterie, en observant un régime alimentaire sage et en évitant le froid, l'humidité et les variations brusques de température. D'après cela, il me paroît à craindre que la maladie ne se prolonge jusqu'à la cessation des pluies.

maladie peut être toujours ou presque toujours efficacement combattue ; mais, dans nos communes rurales, il importe qu'il n'inspire pas une entière sécurité relativement à la contagion. Tous ceux qui ont réellement vu la dysenterie épidémique, je veux dire qui l'ont traitée et observée sans prévention, n'hésitent point à prononcer qu'elle se communique aux personnes qui y sont prédisposées, qu'elle se propage plus rapidement, et qu'elle devient plus funeste, lorsqu'on néglige les soins de propreté et les moyens qu'offrent l'hygiène et la chimie pour purifier l'air.

Cette maladie, lorsqu'elle se manifeste en automne, doit-elle se prolonger jusqu'à la cessation des pluies ?

La solution affirmative de cette question seroit aussi décourageante pour les malades, que les conséquences que l'on en tireroit, seroient peu flatteuses pour les Médecins; mais quelles que soient à cet égard les opinions généralement admises, je puis assurer que toutes les observations que j'ai recueillies, que toutes celles que j'ai lues, m'ont convaincu que la pluie n'est point la cause essentielle de la dysenterie épidémique, et que les soins donnés aux malades rendent sa terminaison prompte ou tardive, heureuse ou malheureuse.

Dans nos contrées, que la mer avoisine, on ne voit point, surtout depuis quelques années, de froids prolongés, et les hivers ont été très-pluvieux. Après une grande sécheresse, lorsque la plupart des sources étoient taries, dans le mois d'août 1817, plusieurs dysentériques ont succombé dans l'arrondissement de Dinan; et les terres étoient moins humides au commencement des trois épidémies que nous venons d'observer, que quand elles se sont terminées. Les communes qui ont dû spécialement fixer mon attention, ne sont pas des plus marécageuses : enfin un sol élevé et sablonneux n'a point préservé de cette maladie, qui, dans plusieurs cantons, s'est bornée à quelques villages, souvent à quelques maisons, dont la plupart des habitans ont été à la fois ou successivement affectés.

En 1816, l'été fut très-pluvieux, l'automne le fut plus encore; cependant la dysenterie, moins répandue qu'en 1815 et 1817, ne détermina, dans l'arrondissement de Dinan, une augmentation sensible dans le nombre des décès, que dans les communes de Guenroc, Guitté, Caulnes et Saint-Jouan, qui sont des plus élevées. Dans ces communes, comme dans celles où l'on observa un grand nombre de dysentériques en 1815, on n'a compté que très-peu de victimes en 1817 (c).

Les observations que je viens de citer, et que je pourrois confirmer par plusieurs autres, me rappellent la dysenterie qui, dans le mois de mai 1795, fut épidémique à l'hôpital militaire de Nozai. L'atmosphère n'étoit point alors d'une humidité remarquable, et les employés de cet hôpital ambulant, qui couchoient dans la ville, furent préservés, ainsi que les habitans; mais presque tous les soldats, dont la plupart n'étoient à l'hospice que pour s'y reposer, eurent la dysenterie. Chaque jour plusieurs succomboient, lorsque la direction médicale de cet hospice m'ayant été confiée, je prescrivis un régime peu substantiel et les autres soins que j'ai indiqués dans mes instructions relatives à la dysenterie. Les évacuans, surtout les vomitifs, furent interdits. L'épidémie cessa de se répandre, et l'on ne vit plus de victimes (1).

Les fièvres continues, rémittentes et intermittentes (d), les affections éruptives, cérébrales, pulmonaires, gastriques, intestinales, la coqueluche, l'ophtalmie, l'esquinancie, les aphthes, etc., après des intervalles plus au moins prolongés, repa-

---

(1) Les pièces qui attestent l'exactitude de cette assertion sont insérées dans mes Observations sur l'abus des remèdes, p. 86.

roissent épidémiquement dans nos contrées, quelquefois pendant des chaleurs excessives, d'autres fois pendant un froid rigoureux, après des pluies abondantes, souvent après de grandes sécheresses.

Ces divers états de l'atmosphère ont une influence plus ou moins sensible sur les constitutions individuelles ; mais ils ne peuvent expliquer pourquoi, après plusieurs années, quelquefois après plusieurs siècles, une maladie, en quelque sorte oubliée, reparoît, et imprime aux autres le caractère qui lui est essentiel. Elle règne lors même que les qualités apparentes de l'air, les habitudes, le régime, l'irritabilité ou la foiblesse relative des organes prédisposent à des affections essentiellement différentes. Des circonstances, qui jusqu'à présent, n'ont été que peu ou point étudiées, déterminent dans l'air la prédominance ou la formation de gaz ou autres fluides qui, par des propriétés spécifiques, modifient la prédisposition morbide et, en agissant d'une manière spéciale sur un système d'organes, tendent à reproduire toujours les mêmes accidens. Les épidémies démontrent, dans un rayon atmosphérique plus ou moins étendu, la présence d'un principe délétère, d'un miasme, comme l'inoculation de la petite vérole, de la vaccine, de la rougeole, des dartres, du cancer, de la rage, de la peste, et de la syphilis, prouvent l'existence du virus qui les propage.

Le contact immédiat paroît nécessaire pour la transmission de quelques-uns des élémens de nos maladies ; d'autres agissent à des distances plus ou moins éloignées du foyer dont ils s'exhalent : plusieurs conservent toute leur violence, et même acquièrent une nouvelle âcreté, pendant leur séjour dans les organes qu'ils affectent ; tandis qu'un grand nombre, surtout ceux qui déterminent les maladies épidémiques, sont altérés et souvent détruits dans la partie sur laquelle ils agissent, lorsque les efforts de la nature sont secondés par une douce température, un régime alimentaire sage et des exercices modérés.

Le nombre et la variété de ces agens destructeurs nous surprendra d'autant moins que nous connoîtrons mieux les diverses combinaisons possibles entre les gaz, les fluides impondérables et les autres élémens de l'atmosphère ; et que nous observerons avec plus de soin les phénomènes que nous présente la vie modifiée par tout ce que nous prenons, par tout ce qui nous entoure.

Lorsqu'il est injecté dans les vaisseaux, l'émétique fait vomir, il se rend, comme l'a dit un de nos éloquens et illustres professeurs, il se rend à son adresse ; l'aloës appliqué sur un ulcère, même sur la peau, agit spécialement sur le dernier des intestins ; le mercure, sur les glandes salivaires ; les cantharides, sur l'urêtre ; la scille augmente la sécrétion des urines ; l'opium calme l'irritation nerveuse ; la digitale ralentit le mouvement des fluides. L'observation des violentes contractions musculaires qui succèdent à l'usage de la noix vomique, a fait naître au Docteur Fouquier l'heureuse idée de l'opposer à la paralysie, et, par ses soins, ce poison sagement administré, est devenu un véritable spécifique. La plupart des acides et des sels muriatiques rendent le sang plus dissous, moins concressible, tandis que le fer le colore et augmente l'activité du système vasculaire ; le rhus radicans, l'ortie, les iris, les renoncules n'exercent point sur la peau le même mode d'irritation : quelques parcelles du poison que portent les animaux venimeux suffisent pour causer la mort; et la variété des accidens que ces poisons déterminent, prouve, dans les principes qui les constituent, des différences essentielles.

« L'aspic de Cléopâtre, dit M. Virey, determine un carus mortel; le ceraste cause le tétanos ; la dipsade, une inflammation de l'œsophage avec une soif insupportable; le seps, une sorte de gangrène ; la vipère, un ictère; la couleuvre betaen d'Arabie fait enfler énormément tout le corps ; l'hémorroïs excite une hémorragie générale ; d'autres causent des syncopes, un vomissement bilieux; d'autres, des éruptions semblables au pourpre, un érysipèle, etc. ». *Dict. des sc. méd.*

Tous les médicamens, tous les poisons injectés dans nos vaisseaux, appliqués à l'extérieur ou pris intérieurement, ont, comme ceux dont je viens de parler, une influence particulière sur quelques-uns de nos tissus organiques ou sur les fluides qui les animent; mais la chimie n'a pu démontrer ni les principes élémentaires de ces substances, ni la nature des alterations que nos humeurs éprouvent, et les causes des affinités vitales nous sont

sont inconnues : un voile impénétrable cache à nos yeux, les plus belles opérations de la nature.

Les résultats de ces opérations, les circonstances qui les précèdent et les accompagnent doivent être l'objet de nos recherches, et l'observation ayant fait connoître les effets que les remèdes déterminent, l'application de ces moyens curatifs sera d'autant plus facile, d'autant plus salutaire, que nous aurons des notions plus exactes sur le mode de lésion que nos organes éprouvent dans les maladies, et sur les causes qui déterminent ces lésions.

En étudiant les circonstances qui favorisent le développement des principes morbides, nous apprendrons à modifier leur funeste influence, souvent à nous y soustraire. Nous apprendrons combien sont vaines et fallacieuses les théories qui tendent à ne faire considérer comme cause prochaine des maladies, que l'atonie ou l'excès d'irritabilité des solides, la surabondance ou la privation de quelques-unes des humeurs qui doivent les vivifier; combien sont imprudens et dangereux les hommes qui, souvent sans connoître le matériel de nos organes, usent, sans choix comme sans réflexion, des remèdes les plus actifs, des poisons les plus violens.

Déjà, l'étude des altérations organiques nous a appris à guérir promptement et sûrement plusieurs affections qui long-temps dépeuplèrent les états ; et j'ose affirmer que la médecine marcheroit d'un pas ferme et rapide vers sa perfection, si des Médecins vraiment doués d'un esprit observateur, au lieu de se concentrer dans la capitale, d'y analyser des rapports souvent inexacts et contradictoires, parcouroient, au nom du Gouvernement, les diverses parties de la France, spécialement celles où régneroient des maladies épidémiques, et si à leur retour, ils réunissoient et discutoient les faits qu'ils auroient recueillis et les opinions qui leur auroient été communiquées.

CONSÉQUENCES

RELATIVES AU TRAITEMENT.

*On ne peut pas s'attendre, dit M.**, qu'après deux jours d'observations très-superficielles, sur des malades que je n'ai vus qu'une seule fois, j'aie la prétention d'indiquer une méthode générale de traitement, surtout en parlant d'une maladie relativement à laquelle les Médecins les plus célèbres ne sont pas d'accord. Si j'étois chargé de donner habituellement des soins aux malades que je n'ai vus qu'un instant ; voici la métho-*

Pendant les trois épidémies dysentériques dont je viens de diriger le traitement, j'ai confié la plupart de mes malades aux personnes qui ont bien voulu concourir avec moi à l'administration des secours publics : néanmoins quelques cents n'ont reçu que mes soins. J'en ai vu beaucoup d'autres, et j'ai eu de fréquentes et intimes relations avec les Médecins, les Officiers de santé, les Sœurs de la Sagesse, les Maires *de que j'essayerois en la modifiant suivant les circonstances, et en y renonçant même totalement, si l'expérience me démontroit qu'elle fût dangereuse ou inefficace.*

et les Curés des communes spécialement affectées. J'ai examiné avec soin les états qu'ils m'ont remis et dans lesquels se trouve le nom de plusieurs mille malades, leur âge, leur sexe, le jour de l'invasion et de la terminaison de la maladie, avec des notes sur les principaux symptômes et sur le traitement.

1.° *Un léger vomitif dans le principe. Il n'étoit contre-indiqué dans les cas que j'ai vus, ni par l'état inflammatoire, ni par une extrême foiblesse : il étoit au contraire indiqué, comme propre à produire une détermination vers la peau ; détermination dont il n'est pas possible de nier les avantages dans la dysenterie ;*

1.° De *légers* vomitifs sont, depuis quelques années, les seuls que l'on ose proposer contre l'inflammation du canal alimentaire (1) ; mais cette distinction est moins utile que séduisante. L'ipécacuanha, le tartrate de potasse antimonié et les autres émétiques agissent comme stimulans. Jamais ils ne sont entièrement rejetés

(1) L'autopsie cadavérique a toujours constaté, dans la dysenterie, l'inflammation, quelquefois la destruction d'une partie des membranes qui forment les intestins.

comme propre à favoriser l'évacuation des vers et à dissiper les symptômes gastriques; enfin comme ayant presque toujours produit un soulagement marqué. Si le vomitif n'est qu'utile dans la plupart des cas de dysenterie simple, on sent qu'il est indispensable toutes les fois qu'il y a complication gastrique. Lorsqu'il produit une diminution notable de tous les symptômes, je crois très-convenable de le répéter le lendemain ou le surlendemain.

Au commencement de son rapport, après avoir dit : *Le remède le plus généralement employé jusqu'ici, est le macéré aqueux d'une espèce de boule martiale.... Je ne me suis jamais aperçu qu'il ait été nuisible. Quelques ma-* avec les matières contenues dans l'estomac; et, lorsqu'on les donne à petites doses et en lavage, ils sont, en grande partie, entraînés dans les intestins avec le véhicule qui les délaie. Après avoir déterminé quelques mouvemens convulsifs de l'estomac, ils agissent à la manière des purgatifs, c'est-à-dire, qu'ils font descendre les matières stercorales jusqu'à la partie qui se trouve resserrée par l'inflammation,

Ces matières, presque toujours dures au commencement de la dysenterie, mises en contact avec l'intestin malade, l'irritent, l'obstruent; et les vers descendus avec elles, toujours dangereux, lorsqu'ils agissent sur une partie très-irritable, sont d'autant plus difficiles à détruire, *lades ont guéri, et assez promptement, sans employer d'autres remèdes; mais, chez beaucoup d'autres, la maladie a persisté malgré son usage.* M. ** ajoute : *Les évacuans, et surtout les vomitifs, ont été aussi très-souvent employés ; leur administration a presque toujours été suivie d'un soulagement assez marqué ; mais ordinairement la maladie n'en a pas moins continué : il est vrai que, pendant et après l'emploi des évacuans, comme pendant et après celui de tout autre moyen, les malades n'ont rien changé à leur régime et ont continué de s'exposer au froid et à l'humidité.*

qu'ils sont plus éloignés de l'estomac, et par conséquent moins soumis à l'action des vermifuges.

Dans la dysenterie, ces insectes abandonnent, s'ils le peuvent, la partie enflammée, parce qu'elle ne leur offre que des sucs contraires à leur existence. Si, par hasard, ceux qui se trouvent dans l'estomac rencontrent son orifice supérieur, ils s'y introduisent, quelques-uns sortent par la bouche ; mais la plupart restent dans les intestins grêles, et ceux qui, de l'estomac n'ont pas pénétré dans l'œsophage, avant les convulsions qui déterminent le vomissement, s'agitent, se roidissent et ne peuvent être rejetés, s'ils ne sont morts ou très-affoiblis. Les vomitifs sont donc le moins utile des vermifuges; et si l'on réfléchit sur la manière dont ils provoquent la sueur, on ne tarde pas à reconnoître que leur action sur la peau ne doit pas déterminer à en faire usage.

Dans mes précédens écrits, j'ai fait remarquer, et je pense qu'il faut être bien prévenu pour ne pas reconnoître que la sueur provoquée par les vomitifs diffère essentiellement de la transpiration (1). Celle-ci, régulière et insensible, toujours utile ou plutôt nécessaire au rétablissement de la santé, annonce que les fluides parcourent librement et sans effort tous les systêmes d'organes, tandis que la sueur, composée en grande partie de principes essentiels à la nutrition, détruit promptement les forces vitales et dispose ainsi à l'absorption des miasmes contagieux.

Que l'inflammation soit l'effet d'un miasme, d'un virus ou de toute autre cause, les nerfs, selon l'observation judicieuse de Vicq-D'azyr, sont affectés comme ils le seroient par un aiguillon. La partie enflammée cesse d'être soumise aux lois générales de la circulation. Elle devient un centre vers lequel les fluides se portent en abondance, et, si l'irritation est vive, l'érétisme se propage à tout le systême capillaire, toutes les sécrétions sont

---

(1) Sudor est à causâ violentâ, et ut talis (sicut statica experimenta docent) impedit coctorum perspirabilium occultam excretionem.

Occulta tamen coctorum perspirabilium evacuatio sola salutaris est.

Sanctorius, Aph. p. 135.

suspendues, et, même dans la partie malade, les pores resserrés ne permettent aucune exhalation. C'est ainsi que, dans la dysenterie vulgairement appelée sèche, les malades, après des efforts longs et fatigans, évacuent à peine quelques mucosités sanguinolentes. C'est ainsi que l'enchifrenement supprime quelquefois la sécrétion du mucus nasal; c'est ainsi que, dans les pneumonies graves, une toux sèche et déchirante précède la sécrétion muqueuse que colore le sang exhalé des capillaires distendus (*e*).

L'on provoque à volonté l'inflammation de toutes les parties du corps qui peuvent être soumises à l'action des stimulans, et cette irritation artificielle est salutaire, lorsqu'elle est insuffisante pour produire l'érétisme des autres organes, et qu'elle tend à déterminer, vers la peau ou vers d'autres parties qui importent peu à notre existence, une révulsion propre à calmer l'irritation d'un organe essentiel: *Duobus doloribus simul obortis, non in eodem loco, vehementior alterum obscurat* (1).

Les vomitifs, qui sont, en quelque sorte, des vésicatoires appliqués à l'intérieur (2), déterminent cette révulsion vers l'estomac, et loin d'augmenter la transpiration, ils ne peuvent que

---

(1) Hippocrate, aph. 46, sec. 2.

(2) Ces remèdes tendent à déplacer et à fixer sur les organes qu'ils stimulent, les affections catarrhales, goutteuses, rhumatismales, dartreuses, qui étoient vagues ou fixées sur d'autres parties. Dans la coqueluche, on emploie l'émétique sur

la diminuer. Lorsqu'après les efforts du vomissement la sueur continue, elle est, comme dans la colique, l'effet d'une vive irritation. Elle est partielle, froide, colliquative, c'est-à-dire, que toute l'action vitale étant concentrée vers l'organe irrité,

---

la poitrine, comme vésicant, après l'avoir affoibli par trois fois son poids de graisse. M. Valleyrand de Lafosse, a guéri, en appliquant sur l'épigastre un emplâtre saupoudré d'émétique, une inflammation de l'estomac que ce remède, donné à la suite d'une indigestion, *fit déclarer avec la plus grande intensité... L'effet constant de ce topique est une éruption de grosses pustules très-analogues à celles de la petite vérole confluente, qui, au lieu de tomber promptement en desquammation, se transforment en ulcérations profondes*; *Journal gen.*[al] *de Méd., Mai* 1818. *p.* 208.

M. Magendie, qui, dans son traité *de l'influence de l'émétique sur l'homme et sur les animaux*, cite de nombreuses expériences et observations, a reconnu que c'est principalement lorsque ce remède ne fait pas vomir qu'il détermine des accidens. Un homme mort quatre jours après en avoir pris pour se faire périr, avoit une partie de la muqueuse de l'estomac et du duodenum rouge, tuméfiée et recouverte d'un enduit muqueux. Les membranes du cerveau étoient enflammées. Ce célèbre observateur a constamment remarqué sur les animaux auxquels il a fait prendre ce remède, 1.° l'inflammation de la muqueuse de l'estomac et des intestins, jusqu'au rectum; 2.° le tissu pulmonaire gorgé de sang et beaucoup plus foncé en couleur que dans l'état naturel.

La propriété irritante de l'ipécacuanha et des purgatifs âcres n'est pas moins incontestable, et l'on sait que les purgatifs doux, la manne et la casse, lorsqu'ils sont retenus dans les intestins malades, acquièrent de l'âcreté et fermentent; enfin que les produits de cette fermentation, les vents, aggravent beaucoup la dysenterie.

les vaisseaux exhalans manquent d'énergie, et s'ouvrent, comme ils le font dans toutes les maladies, lorsqu'une sueur froide, en se manifestant à la tête et à la poitrine, annonce la mort.

Si cet aphorisme qui ne fut jamais contesté : *Ubi stimulus ibi fluxus ;* si les expériences et les observations de Sanctorius, de Lister, de Lorry pouvoient laisser quelque incertitude sur l'action révulsive des vomitifs, d'autres expériences faites sur l'homme et sur les animaux, la diminution dans l'écoulement des vésicatoires et des cautères, la sécrétion du lait, moins abondante et presque nulle pendant l'effet des évacuans, suffiroient pour nous convaincre de cette vérité.

Les accidens qui résultent de l'indiscrète administration des vomitifs sont d'autant plus à craindre dans la dysenterie, que les malades, constamment pressés par le besoin d'aller à la selle, ne cessent de s'exposer au froid. Bientôt la pâleur livide de la peau indique que le sang ne circule plus dans les capillaires, qui devoient procurer au malade une déplétion égale à la moitié des substances solides et fluides qu'il prend, et la congestion qui résulte de cette circulation imparfaite peut déterminer l'inflammation des principaux viscères, spécialement de ceux qui secrètent les urines (1). Leur évacuation se trouve alors supprimée ou

(1) Vomitus urinam et perspirationem divertit.
Sanct. Aph. 89.

considérablement diminuée, tandis que les déjections alvines presque nulles, quoique très-fréquentes lorsque l'irritation du rectum est vive, ne procurent la perte que de quelques gouttes, au plus de quelques cuillerées de mucosités sanguinolentes.

Il importe donc de rétablir les sécrétions cutanées, sans lesquelles la pléthore locale, la congestion morbide ne cesse d'augmenter; mais, dans la dysenterie, pour obtenir la salutaire évacuation que la peau doit procurer, il faut, par des boissons légères et émollientes et par des lavemens de même nature, calmer l'irritation intestinale qui constitue l'essence de la maladie.

La complication gastrique, que M. ** veut toujours combattre par des vomitifs, s'observe rarement dans la dysenterie, et, pour s'en convaincre, il suffit de consulter son rapport : *L'irritation intestinale qui constitue l'essence de la maladie, semble*, dit-il, *souvent bornée au rectum, puisqu'avec le ténesme, les évacuations de sang et une douleur répondant à la longueur du sacrum, les malades ont souvent le ventre souple, point douloureux au toucher, la langue nette et humide, de l'appétit et point de fièvre.*

Les symptômes gastriques sont la blancheur de la langue, la perte de l'appétit, la sensibilité de l'estomac, la douleur de tête, un sentiment de malaise, de pesanteur et de plénitude. Lorsqu'on observe ces symptômes, les alimens, au lieu d'être dissous par la bile et les autres sucs digestifs, fermentent et acquièrent de l'âcreté. Il en résulte une irritation qui, sans altérer sensiblement le tissu des organes digestifs, détermine des nausées, quelquefois le vomissement. Il convient alors de provoquer, par des boissons légères et tièdes, la sortie des substances qui fatiguent et irritent l'estomac, et d'aider, par des tisannes délayantes, amères ou aromatiques, la solution de celles qui étant dans les intestins, ne peuvent être évacuées par le vomissement. Si tout concourt au rétablissement des autres fonctions, les accidens qui résultoient de la pléthore gastrique ne tardent pas à se dissiper.

Cet embarras de l'estomac, comme on l'a remarqué dans le Dictionnaire des sciences médicales, n'est jamais dangereux par lui-même. Dans la dysenterie, il annonce que la partie supérieure du tube alimentaire n'est point enflammée, et c'est alors seulement que les vomitifs paroissent produire un effet salutaire. Les matières dont ils procurent l'éjection ne pouvoient agir sur les intestins malades; mais ces remèdes déplacent, par l'irritation qu'ils déterminent, une partie de l'affection catarrhale fixée sur les gros intestins. Le ténesme devient presque toujours, pendant quelques heures, moins fatiguant, les coliques sont moins vives; et, quoique ces accidens reparoissent ordinairement avec plus d'intensité, les malades qui n'éprouvoient qu'une légère inflammation des gros intestins, survivent à l'action des vomitifs, lorsqu'ils sont bien constitués et prudens.

Il n'en est pas ainsi, lorsque l'inflammation se propage jusqu'à l'estomac et se complique d'une grande disposition à la putridité ou d'une vive exaltation du système nerveux. Dans ces dysenteries graves, les émétiques sont mortels : et pourquoi les opposer à celles que quelques jours de régime pouvoient terminer promptement et sûrement? Pourquoi recourir alors à un remède au moins inutile, qui toujours altère la constitution du malade, et rend mortelles les plus légères imprudences?

M. ** ne conseille pas les vomitifs pour évacuer la bile, et il suffit, de connoître les premiers élémens de la physiologie, pour savoir qu'elle n'est point la cause de la dysenterie. Elle ne se trouve que dans la partie du canal alimentaire la plus éloignée du siège ordinaire de l'inflammation; et, dans cette maladie, elle n'a point de qualités nuisibles, puisque le foie, qui la sépare du sang, ne participe point ou rarement à l'irritation inflammatoire.

Ce fluide destiné à dissoudre et animaliser les substances alimentaires, après s'être combiné avec elles pour former le chyle, rentre en partie dans la circulation, et concourt à l'entretien de la santé et de la vie. Il convient souvent d'en augmenter la sécrétion; mais on remplit rarement cette indication par les vomitifs. J'ai vu plusieurs fois ces remèdes, en irritant le canal qui conduit la bile dans le premier des intestins, supprimer cette évacuation, et déterminer la jaunisse.

J'ai cru devoir insister sur la manière dont les vomitifs agissent, parce qu'il est aussi difficile qu'important de rectifier à cet égard les idées généralement admises; et j'espère que les considérations physiologiques que j'ai rappelées, trouvant un appui irrécusable dans l'expérience, tout lecteur impartial reconnoîtra que, dans la dysenterie, ils ne sont jamais nécessaires, qu'ils sont toujours dangereux et souvent mortels, lorsqu'on les administre dans des circonstances analogues à celles où se trouvent la plupart des habitans de la campagne, ou lorsque, séduit par le soulagement qu'ils procurent, on en répète l'usage.

2.° *La tisane qui me paroît la plus appropriée à l'état de la plupart des malades que j'ai vus, est une infusion légèrement amère et aromatique prise chaude, à petites doses fréquemment répétées. Je donnerois la préférence à celle de mélisse et de camomille romaine. Dans les cas où les symptômes annon-*

2.° Les boissons indiquées par M. ** sont utiles, lorsque, la congestion étant bornée aux gros intestins, l'atonie de l'organe gastrique est très-prononcée; mais la camomille n'est pas plus vermifuge que les autres amers aromatiques. Elle ne peut suppléer le semen contra, et, toutes les fois que l'irritation

ceroient une atonie considérable des organes de la digestion et la présence des vers, je pense qu'il faudroit insister sur la camomille. Si ces symptômes n'existoient pas, on pourroit se borner à l'infusion de mélisse légèrement sucrée, que les enfans mêmes prennent ordinairement avec facilité, parce qu'elle n'a rien de désagréable. J'avoue que j'aurois plus de confiance dans cette infusion amère et aromatique que dans le macéré aqueux de la boule martiale. Ce macéré n'est que tonique, et celui que j'ai goûté l'étoit fort peu. Il est à peine aromatique, et par conséquent ne peut guère être diaphorétique que comme eau chaude. Un mélange d'eau chaude sucrée, avec un quart de vin, me pa-

est vive, surtout quand elle se propage jusqu'à l'estomac, ce que M. ** a lui-même observé sur des malades dont *la langue étoit sèche, la peau brûlante, le pouls fréquent, etc.*, les tisanes légères de riz, de gomme arabique, de chiendent, de réglisse, de fougerole, de mousse de Corse ou autres boissons analogues, dont M. ** ne parle pas, sont les plus, et même les seules convenables.

La boule martiale, dite balsamique, est un spécifique également recommandé CONTRE LA DYSENTERIE, LES PERTES DE SANG, LES PALES COULEURS, LES PLAIES OU UN FER A PÉNÉTRÉ DANS LA POITRINE OU LE BAS VENTRE. C'est un moyen de guérison qui, comme les amulettes, se transmet d'âge en âge et de famille en famille, sans *roît aussi une boisson très - convenable dans presque tous les cas que j'ai vus. Ceux qui ont absolument proscrit le vin dans cette maladie n'ont peut-être pas assez fait d'attention à l'atonie des organes gastriques qui, dans la plupart des cas, précède et accompagne la maladie; à l'absence de la fièvre, au siège de l'irritation souvent bornée au dernier des intestins, et à laquelle ne participe presque jamais l'estomac ni les intestins grêles.*

que son macéré aqueux soit moins digne de la confiance qu'il inspire.

Le fer, dont cette boule se compose, presque en entier, pourroit augmenter l'irritation inflammatoire des intestins et de l'estomac (1); mais l'eau n'en dissout que quelques parcelles qui ne tardent pas à se précipiter, en sorte que cette eau, dans laquelle la boule perpétuelle et mystérieuse a séjourné 24 heures, enveloppée d'un linge, n'a acquis aucune propriété et ne peut être nuisible, si la sécurité qu'elle donne, ne fait point négliger les remèdes utiles.

Pendant les dernières épidémies, elle a été très-peu employée dans l'arrondissement de Dinan, où elle inspira, il y a quarante ans, une grande confiance; mais, tandis que sa composition sera considérée comme un secret, elle ne pourra être dis-

(1) Voyez mes Recherches sur les propriétés physiques, chimiques et médicales des Eaux minérales de Dinan.

créditée dans les pays où les méthodes rationnelles ne seront point répandues, et elle y sera réellement utile. Les inquiétudes des malades étant calmées par son usage, ils s'empresseront moins de recourir à des remèdes dangereux.

3.° *Un demi-lavement d'infusion de graine de lin, ou un bouillon qui contienne de la graisse et qu'on rend calmant en y faisant bouillir une tête de pavot ou dissoudre un ou deux grains d'extrait aqueux d'opium, calme presque toujours momentanément le ténesme et modère les évacuations ; mais j'ai vu dans cette dysenterie des malades chez lesquels l'irritation du rectum étoit portée si loin qu'il leur étoit impossible de conserver ni même de recevoir un quart de lavement.*

3.° Les demi-lavemens sont les remèdes que l'on peut le plus sûrement opposer à la dysenterie, lorsque l'irritation ne rend pas trop douloureuse l'introduction de la canule. Ils doivent être émolliens, quelquefois un peu calmans ; mais l'usage de ceux qui sont très-chargés de graisse, de mucilage ou de substances narcotiques, exige la plus grande prudence.

La disposition des fibres musculaires des derniers intestins y détermine un resserrement inégal, et les fluides que l'on y injecte sont toujours en partie retenus. Ils aggravent la dysenterie, s'ils sont de nature à fermenter ou à éprouver toute autre altération.

Le

Le lavement que M. ** conseille, *calme presque toujours momentanément le ténesme et modère les évacuations;* mais un calme momentané n'est pas toujours désirable. Quand l'inflammation des intestins est violente, deux grains d'opium sont plus que suffisans pour y déterminer l'état de torpeur et d'insensibilité qui précède la gangrène. J'ai vu quelquefois cet accident se manifester, par la lividité et l'ouverture spontanée du rectum, plus de vingt-quatre heures avant la mort des malades.

4.° *Si ce traitement aidé de la chaleur du lit, chose difficile à trouver chez la plupart des habitans de la campagne; si ce traitement, dis-je, ne produit pas dans deux ou trois jours un mieux assez marqué pour qu'on puisse espérer une guérison prochaine, je pense qu'il faut essayer l'emploi des purgatifs. Un Médecin d'un département voisin a prétendu, dans ces derniers temps, que les purgatifs étoient toujours nuisibles, et il les a proscrits dans la*

4.° Lorsqu'après quelques jours d'un traitement rationnel, les dysentériques n'éprouvent aucun soulagement, on doit craindre ou une complication adynamique ou une inflammation assez vive pour déterminer le resserrement et même l'entière obstruction de l'intestin malade.

Je n'ai pas besoin de répéter ici combien les purgatifs sont dangereux, lorsqu'une grande prostration des forces se complique d'une vive *dysenterie, comme dans toutes les autres maladies.*

Il est certain qu'il n'est point de médicament dont on abuse autant que des purgatifs; il est certain qu'ils peuvent être dangereux dans quelques cas de dysenterie, qu'ils sont inutiles dans d'autres, et qu'on a peut-être tort de faire de leur emploi une méthode générale de traitement dans cette maladie, puisqu'il est bien constaté que plusieurs dysenteries ont été promptement et sûrement guéries sans purgatifs. Il est certain aussi que, théoriquement parlant, ils ne paroissent pas convenir dans la dysenterie, puisqu'étant plus ou moins irritans, ils ne doivent pas être propres à calmer l'irritation intestinale dans laquelle consiste la dysenterie. On irritation intestinale; et j'ai fait remarquer, en parlant des vomitifs, que, quand l'inflammation est assez prononcée pour donner des inquiétudes, les purgatifs, loin de procurer la sortie des matières fécales, des vers et de la bile, augmentent le spasme et le resserrement des intestins.

La propriété stimulante de ces remèdes, la présence des matières stercorales et des vers qu'ils ont mis en contact immédiat avec la partie enflammée, se manifestent bientôt par des coliques plus vives, des déjections moins abondantes, plus rapprochées, muqueuses et sanguinolentes.

J'ai vu souvent des dysentériques, après n'avoir évacué, pendant une ou deux semaines, *convient enfin assez généralement de l'importance qu'il y a dans la dysenterie de rétablir les fonctions de la peau, et les purgatifs ne sont nullement propres à produire cet effet. Mais en médecine, c'est à l'expérience et non à des raisonnemens plus ou moins spécieux qu'il faut avoir recours pour établir l'utilité d'un remède dans telle et telle circonstance. Or les praticiens les plus célèbres, les observateurs les plus sévères ont vanté l'emploi des purgatifs contre la dysenterie. Se sont-ils trompés? J'ai de la peine à le croire, car il m'est très-souvent arrivé de guérir promptement, par les purgatifs, des dysenteries, en apparence simples, que j'avois traitées inutilement par d'autres méthodes.*

que cette sécrétion intestinale, rendre des excrémens d'une consistance convenable et bien digérés. Ces excrémens, passés en quelque sorte à la filiere, et qui quelquefois n'ont que deux ou trois lignes de diamètre sur un ou deux pouces de longueur, attestent que l'inflammation, pendant les premiers jours, a été telle que les purgatifs n'eussent pu déterminer des déjections stercorales, et qu'en aggravant l'état des malades, ils eussent entraîné leur perte.

Le resserrement ou constriction inflammatoire des intestins, qui est un des caractères essentiels de la dysenterie, est l'effet de l'irritation. *Les purgatifs même les plus doux n'agissent qu'en irritant: ils ne peuvent donc qu'aggraver le*

Ce n'est donc pas seulement d'après l'autorité des auteurs, mais aussi d'après ma propre expérience que je crois que les purgatifs peuvent être utiles, même dans les dysenteries simples. Peut-être sont-ils absolument nécessaires dans les bilieuses ; mais ils seroient nuisibles dans celles qui offrent les symptômes d'un état inflammatoire ou un grand degré de foiblesse. Dans ce dernier cas, les toniques associés avec les narcotiques sont les remèdes qui me paroissent indiqués, et je crois avoir prescrit alors avec avantage de petites doses de thériaque délayées dans le vin ou une potion faite avec la décoction de kina ou de serpentaire à laquelle mal et empêcher l'évacuation de l'humeur, loin de la provoquer. Les prescrire en pareil cas, dit M. Jacobs, n'est-ce pas à une maladie naturelle en ajouter une artificielle? N'est-ce pas rendre l'art salutaire de guérir un art meurtrier, entre les mains des bourreaux privilégiés qui se l'arrogent (1)?

En parlant des vomitifs, j'ai fait voir que la bile n'est point la cause de la dysenterie; et dans toutes les maladies, lorsque l'estomac et les intestins qu'elle peut stimuler, éprouvent une irritation inflammatoire, les purgatifs doivent être interdits. Ils sont nuisibles comme irritans, et ils augmentent toujours la sécrétion de la bile,

(1) Recueil périodique de la Société de médecine de Paris. *Tom.* 9, *pag.* 251.

on ajoute un peu de laudanum et d'éther. C'est aussi dans ces cas que les vésicatoires volans sur le ventre et sur les parties internes des cuisses pourroient être fort utiles.

lorsqu'ils ne déterminent pas l'inflammation des organes qui la préparent et la déposent dans le canal alimentaire.

La dysenterie devient chronique, c'est à-dire, qu'elle se prolonge, lorsqu'on néglige les soins qu'il convient de lui opposer, lorsqu'on abuse des substances âcres, narcotiques, spiritueuses, indigestes. Si alors elle n'est point accompagnée d'une vive irritation intestinale; si ce n'est qu'une diarrhée, entretenue par l'intempérance des malades, elle peut, après un purgatif céder à un traitement convenable. J'ai fait plusieurs fois cette observation sur des malades admis dans des hôpitaux, ou qui, comme dans ces établissemens publics, recevoient des soins assidus et observoient un régime approprié à leur état; mais l'expérience m'a convaincu que dans ces circonstances l'on obtiendroit une déplétion plus utile, une guérison souvent plus prompte et toujours plus certaine, si, sans recourir à ce remède dangereux, qui use la vie, dispose à de nouvelles congestions, à des rechutes, on pouvoit assujétir les malades au traitement et au régime qu'ils observent pendant et après son usage.

Il convient, dans la plupart des maladies, d'opposer à l'extrême prostration des forces, les aromates, les toniques, les vésicans, quelquefois les calmans et les spiritueux; mais quand l'irritation intestinale constitue l'essence de la maladie que l'on veut combattre, il importe moins de conseiller généralement l'usage de ces remèdes que de prévenir les malades et la plupart des personnes qui les consultent, contre l'abus qu'ils sont disposés à en faire.

Sur un grand nombre de dysentériques que j'ai observés, surtout en 1815 et 1817, l'inflammation de l'estomac se manifestoit par de fréquentes nausées, par l'éjection de matières noirâtres et glaireuses, la rougeur et la sécheresse de la langue, la petitesse, la fréquence et l'irrégularité du pouls; le hoquet, des aphthes et le désir des boissons froides. Les spiritueux, spécialement l'éther, les toniques astringens, les substances âcres et irritantes, les calmans narcotiques étoient alors contre-indiqués. Les cantharides appliquées sur le bas ventre ou à la partie interne des cuisses déterminoient vers les parties malades un mouvement fluxionnaire que l'on doit craindre et que l'on peut utilement combattre par des applications chaudes de cresson ou de moutarde. Ces applications stimulantes et révulsives placées alternativement aux jambes et aux poignets, doivent être enlevées, lorsque la peau commence à rougir.

Une chaleur douce et émolliente, entretenue à l'anus et sur le ventre, au moyen de laine grasse, de vessies pleines de lait chaud, ou autres applications analogues, diminue le spasme intestinal, facilite le déplacement des gaz et l'écoulement des urines. Ordinairement les douleurs ne tardent pas à se calmer, lorsque les malades s'interdisent l'usage des substances alimentaires et médicamenteuses qui sont irritantes ou qui le deviennent par la fermentation. Un coussin épais de coton, de laine ou de plume, m'a souvent paru le moyen le plus efficace pour faire cesser les coliques, et plusieurs personnes sujettes à cette incommodité, portent avec succès huit ou dix feuilles de papier sur l'estomac. Ce topique, fixé nuit et jour sur la partie douloureuse, est des moins incommodes et des plus propres à entretenir une chaleur douce et égale, sans exciter la sueur.

Il seroit, je pense, inutile d'insister plus long-temps sur la partie médicale du rapport de M. **. Plus on se livre à l'examen de ce rapport, plus on reconnoît qu'il est impossible de concilier la pratique de l'auteur avec ses aveux sur la nature de la maladie qu'il avoit à combattre. Qu'il me soit maintenant permis de rectifier les idées inexactes que son mémoire a pu faire naître relativement à mes principes.

Lorsque j'ai cru devoir énoncer une doctrine médicale en opposition avec les idées généralement reçues ; lorsque j'ai dénoncé des abus en faveur desquels le temps sembloit avoir prescrit, j'ai prévu que mes pensées ne seroient pas toujours fidèlement reproduites ; mais j'avoue que j'étois loin de croire qu'un Médecin qui, en théorie, adopte la doctrine que j'ai exposée, qui a reçu mes mémoires, et qui probablement les a lus avant de les juger, eût osé dire que *j'ai proscrit les purgatifs dans toutes les maladies.* Pour répondre à cette assertion, il me suffira de citer la page 47 de mes observations sur l'abus et les effets de ces remèdes. J'ai dit : « Enfin, il me paroît suffisamment prouvé qu'en « général on ne doit que rarement et avec pru- « dence les prescrire comme révulsifs ; et les seules « circonstances, peut-être, dans lesquelles ils « soient utiles comme évacuans, sont, ou lorsque « des poisons, des alimens pris avec excès sur- « chargent et irritent le canal alimentaire, ou lors- « qu'après la coction, l'humeur morbifique, deve- « nue mobile, s'est déjà portée sur cet organe et s'y « manifeste par la turgescence, « *Cocta medica- « mento purgante educito ac moveto, minime cru- « da, neque per initia nisi turgeant ; multa verò « non turgent* (1).

Après avoir peint, des couleurs les plus vives, les usages pernicieux des habitans de la campagne affectés de la dysenterie ; après avoir dit : *A peine couverts d'une toile grossière, ils ont les pieds nus, dans de mauvais souliers ou dans des sabots troués ;*

---

(1) Hipp. Aph. 21, sect. 1.

Le mot *coction* ne rend point exactement l'idée que rappelle le travail de la nature qui, dans la partie affectée, modifie la cause morbifique et la rend propre à être évacuée ou à former de nouvelles et utiles combinaisons ; mais en citant Hippocrate, j'ai cru devoir employer ses expressions.

leurs maisons, souvent situées dans les endroits les plus humides des campagnes, sont entourées d'une foule d'objets qui en augmentent encore l'humidité: malades, ils en sortent trente fois le jour, pressés par ces vaines envies d'aller à la selle qui constituent le ténesme dysentérique... Aux remèdes prescrits par des médecins prudens et éclairés, ils associent les espèces de poisons que leur conseillent les commères les plus imbécilles, ou bien ils se refusent opiniâtrément à l'emploi de n'importe quelle espèce de remède, et ne boivent que de l'eau froide ou de mauvais cidre; M. ** termine par cette exclamation : *Quelle confiance peut-on accorder aux rapports des Médecins qui, dans de pareilles circonstances, prétendent que, par la supériorité de leurs méthodes exclusives, ils n'ont perdu aucun malade?*

M. ** n'ignoroit pas qu'une discussion publique, très-animée et antérieure à son rapport, n'a pu laisser de doutes sur mes observations nécrologiques; et ce n'est point pour le convaincre de leur authenticité que je réponds à une apostrophe au moins irréfléchie, s'il a voulu que l'on m'en fit l'application.

Etranger à toutes les sectes médicales, et n'ayant écrit que pour faire connoître la vérité, j'ai dû, je dois encore, en indiquant le plus funeste des abus, en donner des preuves authentiques et dignes de fixer l'attentiou du législateur (*f*).

Les Médecins doivent à l'humanité, ils se

doivent réciproquement le tribut de leurs observations. Convenoit-il que je laissasse ignorer qu'en 1815 il ne périt à Dinan que cinq dysentériques adolescens ou adultes, qui tous avoient été émétisés; et pourquoi ne dirois-je pas que ceux auxquels j'ai donné des soins dans cette ville, pendant les trois dernières épidémies, ont tous guéri, puisque cette assertion ne peut être contestée?

Dans les communes rurales où la dysenterie s'est manifestées, j'ai visité les malades que l'on m'a fait connoître comme étant les plus indigens, les plus en danger. Plusieurs étoient sans espoir, et lors même que la mort me sembloit prochaine et inévitable, afin de rendre moins pénibles leurs derniers momens, lorsqu'il me l'a été possible, je me suis plu à offrir à tous des consolations, des soins et quelques secours.

Dire qu'en pareille circonstance on guérit tous les malades, est une prétention ou plutôt une absurdité que ne se permet point un Médecin qui veut mériter la confiance et l'estime de ses concitoyens. Pour guérir, il faut que le tissu des organes essentiels ne soit point détruit; il faut que tout concoure au rétablissement des fonctions altérées. Le Médecin digne du titre dont on l'a honoré, doit donc peu promettre; et s'il ose montrer une prétention, ce ne doit être que celle que j'ai manifestée dans mes écrits, celle de diminuer la mortalité relative dans les communes où il exerce quelque influence médicale.

M. ** est dans une position bien favorable pour se promettre une grande et utile influence sur la population de la ville importante qu'il habite ; et tous les Médecins, qui, comme lui, ont su inspirer une grande confiance, obtiendront des résultats honorables, s'ils secondent l'heureuse impulsion que la médecine a reçue de nos jours ; si, au lit des malades, afin de ne voir que la nature, ils oublient ce qu'ils ont pu écrire ou professer en opposition avec la doctrine que je me félicite d'avoir adoptée. J'ose le leur prédire, et je fais des vœux pour qu'ils justifient les espérances qu'ils donneront par des succès plus remarquables que ceux que l'on m'oblige à rappeler.

Lorsque je l'ai cru nécessaire à la sûreté de mes concitoyens, j'ai pu blesser des intérêts et des amours-propres ; mais je ne me suis point permis de personnalités, à moins qu'elles n'aient été provoquées. Jamais mes coups ne furent portés dans l'ombre ; et si, dans des rapports officiels, j'ai désigné mes collègues chargés du traitement des épidémies, je l'ai fait pour rendre hommage à leurs talens, pour louer leur désintéressement et leur zèle.

Je me prononce rarement contre des opinions, et je ne le fais point sans m'être bien convaincu qu'elles peuvent être nuisibles. Je respecte les noms célèbres : mais des pensées ne sont point à mes yeux des décrets éternels. Que ceux des Médecins qui, au lit des malades, pourroient encore être entraînés par des noms connus, n'oublient point qu'ils ne sont pas appelés pour faire l'application des systêmes qu'ils ont étudiés, mais pour guérir; et qu'ils doivent changer de méthode lors que la mort succède presque toujours au traitement qu'ils indiquent. Ils le devroient lors même que cette terminaison funeste seroit moins l'effet des remèdes qu'ils prescrivent que des imprudences qu'ils doivent prévoir. Or presque tous les dysentériques, presque tous les malades manquant de soins à la campagne, s'exposant au froid, faisant usage des alimens et des boissons les plus nuisibles, succombent, lorsque, la maladie étant grave, on leur administre des évacuans ou autres remèdes capables d'exalter fortement l'action vitale ou de l'anéantir dans la partie affectée. Qu'importe à un malade de mourir par l'action immédiate d'un remède ou de périr par l'effet d'une imprudence à laquelle il eût survécu, s'il eût été moins affoibli, si l'on n'eût point augmenté l'inflammation des voies digestives par des remèdes qui, *théoriquement parlant, sont contre-indiqués, et sur l'utilité desquels les Médecins les plus célèbres ne sont pas d'accord?*

Cependant tout ce que nous prenons, tout ce qui nous entoure modifie l'action de nos organes, et les circonstances qui accompagnent le rétablissement des fonctions altérées pouvant être reproduites, la médecine, pour le véritable observateur, est une science réelle, la plus importante; et ses principes ne tarderoient pas à être fondés sur les lois immuables de la nature, si la statistique, qui doit être le *criterium* de l'expérience, étoit plus généralement étudiée. Enfin toutes les maladies pouvant être modifiées, dans leurs diverses périodes, par les constitutions atmosphériques, par l'âge, le tempérament, le sexe et les habitudes, il n'est point pour leur traitement de méthodes essentiellement exclusives. Il n'est aucun remède dont l'application raisonnée ne puisse être utile, et les résultats que l'on obtient sont toujours satisfaisans, lorsque c'est dans l'étude de l'organisme de nos fonctions et dans l'observation des lésions qu'elles éprouvent que l'on recherche les indications à remplir.

Cette voie, je ne puis trop le répéter, est la seule directe, la seule qui conduise à la vérité. Chaque jour voit s'accroître le nombre des Médecins attachés à cette méthode qui exclura du temple d'Epidaure les empiriques et les profanes, et qui, sous l'empire des lois que la raison et l'humanité réclament, aura sur l'état et sur ses membres une influence aussi étendue que salutaire.

Les Médecins, alors moins nombreux et réunis par leurs propres intérêts, n'ayant, au lit des malades, d'autre pensée que les progrès de la science, la santé et le bonheur des peuples, ne prescriront des remèdes très-actifs que quand l'indication sera évidente. Ils étudieront avec succès les constitutions épidémiques; ils n'oublieront plus ce premier aphorisme d'Hippocrate : *Experimentum pe-*

riculosum; et quelle que soit l'opinion à leur égard, ils obtiendront la plus pure des récompenses, l'intime conviction que leurs soins auront conservé à la vie un grand nombre de malades, et que leurs erreurs auront été rarement funestes.

FIN.

NOTES.

(*a*). Les principes, d'après lesquels ma pratique a été dirigée, ont été exposés dans plusieurs journaux, dans plusieurs rapports faits à des sociétés de médecine. Je crois utile de rappeler ici les analyses qui en ont été publiées. Elles suffiront pour prouver que les opinions que j'ai répandues, ne sont pas, comme on l'a dit, mes opinions, mais qu'elles ont été émises par des médecins justement célèbres, ou adoptées par les sociétés savantes auxquelles mes mémoires ont été adressés, le plus souvent à mon inçu, et qui toujours choisissent, pour l'analyse des travaux qui leur sont soumis, ceux de leurs collégues dont les principes sont les plùs avantageusement connus.

Si ma pratique diffère encore de celle de plusieurs médecins habiles et recommandables, c'est que jusqu'ici, presque tous ceux qui n'ont pas voulu transiger et paroître adopter, au moins en partie, la doctrine médicale que l'ignorance a fait prévaloir, n'ont point obtenu la confiance qu'ils méritoient. Puissé-je, en leur faisant connoître de fermes et généreux appuis, ranimer leur courage et assurer enfin le triomphe de la vérité.

Epidémie observée à Dinan, en l'an 12, par M. Bigeon, *Docteur-Médecin à Plouër.*

Extrait et rapport faits par M. Chamseru, *Médecin en chef de l'hôpital militaire d'Heilbroun;*

Lus à la Société, le 19 Frimaire an 14.

L'auteur avoit d'abord adressé son travail, sous forme de lettre, à M. Egault, officier de génie, qui desiroit être instruit de la nature et du danger de la maladie régnante. L'intérêt majeur du contenu de cette lettre en a nécessité l'impression. Le Médecin de Plouër y a joint quelques observations sur les principaux malades qu'il a eu à traiter, quelques apperçus de topographie et de statistique, concernant le lieu de sa résidence, et un supplément manuscrit à ces apperçus, inséré dans une lettre, en date du 25 Messidor an 13, écrite au Secrétaire-général de la société de médecine de Paris.

La constitution épidémique dont il s'agit, est survenue à Plouër, à Dinan, et dans les campagnes voisines, sur la fin de l'automne, et au commencement de l'hiver de l'an 12, à la suite d'un été sec. Les pauvres en furent les premières victimes, parce que, faute de bonne nourriture et d'habitations salubres, ils étoient plus susceptibles de toutes les impressions qui énervent le principe vital. Convaincu de l'importance de la médecine préservative, M. Bigeon, au début de son récit, indique les moyens de prévenir la maladie. Il recommande de désinfecter avec l'acide muriatique oxigéné, les lits et les vêtemens des personnes qui y ont succombé; d'observer sur soi-même la plus grande propreté; d'user, avant de se mettre au lit, de frictions avec l'huile, ou seulement avec un linge mouillé; d'éviter les alternatives de froid et de chaud; de ne visiter les malades qu'après avoir pris quelques bons alimens; de manger peu de laitage, de fruits crus et de légumes; mais d'insister par préférence sur de bons potages au gras; de manger de la viande à dîner; aux autres repas, du poisson, des œufs, du coulis, du ris; de se procurer du bon pain; de choisir les légumes et les fruits de la plus facile digestion; de boire du vin rouge, du cidre bien fermenté ou de la bierre; et au défaut de liqueurs spiritueuses, dont l'excès ne seroit pas moins funeste que la privation, de composer une tisane de plantes aromatiques.

Ces précautions, adaptées à la localité, nous paroissent conformes aux principes d'une bonne prophylactique; et l'auteur, dans ses détails de thérapeutique, se montre également éclairé. Après avoir décrit l'invasion de la maladie, dont les signes éminens étoient le mal-aise général, le dégoût sans perdre entièrement l'appetit, les nausées, la pâleur du visage, la mémoire embarrassée, etc., il prescrit de se mettre au lit, le tronc et la tête élevés. « Ne vous assoupissez pas, dit-il, si votre

votre sommeil est pénible, et s'il ne vous soulage point ». Quelques verres d'eau tiède suffisoient pour faciliter le vomissement. Lorsqu'il étoit calmé, ou s'il se répétoit trop, on ajoutoit à une tisane indiquée de l'eau de fleurs d'oranges ou quelques gouttes d'éther. M. Bigeon a conseillé, en outre, les lavemens simples ou laxatifs au besoin, des pédiluves lixiviels, la moutarde sous les pieds, les boissons nitrées, et des cataplasmes de cresson ou de persil sur l'hypogastre, afin de provoquer les urines.

Persuadé que suivant le vœu de la nature, *rarò turgent*, les vomissemens et la diarrhée spontanées avoient assez d'effet, le médecin de Plouër s'est bien gardé d'épuiser des forces déjà assez abattues, en irritant de nouveau l'estomac et les intestins par des évacuans. Il cite, à l'appui de sa marche expectante, la doctrine du père de la médecine; et il assure que c'est surtout parmi les malades traités d'une manière opposée à la sienne, que les accidens ont été graves, et leur issue funeste. Cependant la maladie qui quelquefois s'est terminée en huit jours, sans qu'on ait eu besoin de purgatifs dans la convalescence, pouvoit aussi traîner en longueur et prendre de l'intensité d'après le mode rémittent qui caractérisoit généralement l'épidémie. A ce sujet, M. Bigeon présente un tableau fâcheux de l'adynamie et de l'ataxie : pour amener une terminaison favorable, il a administré de fortes infusions de camomille, de petite centaurée ou de bon quinquina; il a donné aussi ce dernier en substance jusqu'à une once et plus, en vingt-quatre heures, associant aux amers l'usage modéré des spiritueux; et dans presque tous les cas, ajoutant à son traitement des vésicatoires camphrés aux jambes, et de forts sinapismes aux pieds.

Le mérite du praticien consiste principalement à avoir évité l'abus des évacuans contre lequel M. Pinel s'est si justement récrié dans l'école de Paris; abus que l'on sait être, avec les remèdes dits de précaution, avec les traitemens prétendus préparatoires, avec la routine des remèdes généraux, etc, au nombre des grandes erreurs de la médecine symptomatique, ou du symptôme.

Cependant cette fausse médecine, dont M. Bigeon ne se montre point du tout le partisan, compose en général la pratique courante, et elle est toujours d'un exercice plus facile pour le vulgaire des officiers de santé. Cette médecine de *superficie* ou d'*impromptu*, se prête à merveille aux idées populaires, au jargon du métier, et à la confiance des dupes; mais elle n'appartient ni à la science, ni à la profession du vrai Médecin, du *vir probus, medendi peritus*. Le Nestor de Montpellier, le vénérable Fouquet, a bien soin d'en avertir ses disciples. Voyez son Fraguement de clinique, inséré dans le journal général de médecine, volume XXI, page 290, et ses belles observations sur la constitution des six premiers mois de l'an V, principalement à la note de la page 69, où l'auteur s'exprime ainsi : « Il y a lieu d'espérer que la tourbe se laissant entraîner par le torrent de l'exemple, les malades ne seront plus *abreuvés* comme auparavant du *fiel des purgations* ».

La Médecine que M. Bigeon appelle physiologique, et qui a pour base des différences mieux calculées de l'homme sain et malade, non pas sur une simple apparence symptomatique, mais d'après l'ensemble de tous les phénomènes respectifs, est sans doute la plus difficile à cultiver; mais c'est aussi celle dont les résultats sont les plus certains, parce qu'elle s'appuie sur les meilleures inductions de la séméiotique, en remontant le plus possible, des effets aux causes; seul moyen de mieux connoître et de comparer avec les ressources de la nature le siège du mal, son caractère, ses véritables indications, ses périodes et ses crises. Par une telle marche, nous rentrons dans les méthodes analytiques, si bien tracées par Barthez, et dans la sphère de la médecine éclectique.

Les observations de maladies particulières, dont l'auteur rend compte, servent à prouver le danger des grandes évacuations, et à justifier la pratique contraire que nous adoptons avec lui. Les précautions à prendre dans l'usage des acides lui donnent lieu aussi de communiquer quelques faits intéressans: il cite un cas de gangrène à la mamelle gauche chez une femme de soixante quinze ans, guérie à l'aide du quinquina et de l'acide phosphorique donnés en potion. — Quant à ses aperçus de topographie et de statistique, il dépeint des lieux assez salubres sous les rapports du sol, de l'air et des eaux, dans un climat tempéré; mais le défaut de sobriété, plus souvent la privation de bons alimens, la négligence des soins de propreté, les émanations fangeuses autour des habitations, et beaucoup d'autres causes accidentelles, concourent au développement des épidémies qui assiégent la classe indigente.

Journal général de médecine, N.° 114, p. 155.

Cette brochure, *Lettre sur l'épidémie*, *etc.*, est à la fois agréable et instructive et l'on y remarque un sage commentaire de cette pensée de Stoll : « Les grandes maladies sont presque « toujours l'effet des grands remèdes, des négligences ou des « erreurs commises dans le traitement des indispositions.

Gazette de santé, par M.r Marie de Saint-Ursin, 11 *Thermidor an* 13.

Nous avons mentionné avec éloge une lettre de M. Bigeon, Docteur-Médecin, sur l'épidémie meurtrière qui régna en l'an 12 à Dinan. Cette lettre avoit donné lieu à quelques disputes de mots entre l'auteur et ses collègues;...... mais il faut avouer que rien d'essentiel n'avoit été omis dans cette lettre. Les faits seuls méritoient d'être observés; ils l'ont été bien exactement par M. Bigeon : nous ne voyons pas que ses collègues lui aient fait aucun reproche à cet égard. Si la dispute s'établit entre eux et lui sur des mots, elle devient dès-lors étrangère au sujet.

Moniteur universel, 20 *Août* 1806.

M. Duval a rendu compte d'un travail de M. Bigeon, Membre correspondant de la société, ayant pour objet l'analyse des eaux minérales de Dinan, Département des Côtes-du-Nord.

Les recherches de M. Bigeon, a-t-il dit, méritent de fixer notre attention ; et il suffit de connoître la diversité de principes qui minéralisent les eaux de Dinan, pour être convaincu de leurs propriétés médicinales, et être assuré de leur efficacité dans le traitement de plusieurs maladies. L'analyse a prouvé qu'il seroit difficile de trouver ailleurs dans des proportions plus convenables une combinaison plus utile de fer, de principes salins et autres, et l'expérience ajoute en outre des titres plus puissans à la réputation dont jouissent ces eaux.

Propriétés physiques et chimiques des eaux de Dinan.

1.° Une pellicule légèrement gluante, d'un jaune irisé, recouvre la surface de l'eau et concourt, en se précipitant, à former un dépôt assez abondant d'une matière jaune, filamenteuse, d'un aspect mucilagineux, demi-transparent, et grasse au toucher (1).

2.° Cette eau, toujours assez abondante, ne l'est pas beaucoup plus pendant les grandes pluies que pendant les grandes sécheresses.

3.° Elle n'est pas sensiblement colorée.

4.° Quoiqu'elle ait un goût ferrugineux très-sensible, elle n'est pas désagréable pour l'usage de la boisson.

5.° Son odeur, hydro-carbonée, hydro-sulfurée, n'est très-remarquable que dans la fontaine, lorsqu'elle a été quelques jours sans être nettoyée.

6.° La température en est à peu près la même dans toute saison : du mois de janvier au mois de juillet, elle n'a varié que de trois degrés.

7.° Sa pesanteur, comparée à celle de l'eau distillée, n'a présenté que demi-grain en moins ; différence qui tient à la présence de l'acide carbonique libre, ainsi que le démontre le précipité calcaire qui se forme par l'addition de l'eau de chaux.

(1) Cette substance onctueuse, observe ailleurs M. Bigeon, dont M. Vauquelin a reconnu l'analogie avec la gélatine, ne me paroît point différer de celle qui se trouve dans les eaux de Plombières.

8.° Elle rougit la teinture de tournesol.

9.° Elle verdit un peu le sirop de violette.

10.° L'eau de chaux y forme un précipité blanc.

11.° La potasse et l'ammoniaque y déterminent un léger nuage jaune, qui se précipite lentement.

12.° L'acide sulfurique lui conserve, lui rend sa transparence.

13.° Le prussiate de chaux lui donne de suite une couleur bleu de Prusse, dont la nuance devient plus foncée par l'addition de l'acide sulfurique et de l'acide nitrique.

14.° Le nitrate d'argent la trouble, et forme un précipité noirâtre après avoir rendu sa surface d'un bleu violet.

15.°. Le muriate de baryte la trouble très-peu, et le précipité est à peine sensible.

16.° L'acétite de plomb y forme un précipité blanchâtre.

17°. La noix de galle la rougit tellement, qu'après quelques heures elle paroît noire.

18.° L'oxalate acidule de potasse y produit un précipité blanc peu considérable.

19.° L'oxalate d'ammoniaque détermine un précipité également blanchâtre.

20.° L'évaporation a donné un résidu dans lequel les principes salins se trouvoient dans les proportions suivantes:

Muriate calcaire,	54 p.
— de soude,	44
— de magnésie,	33
Carbonate calcaire,	37
Sulfate calcaire,	20
Silice,	3
Oxyde de fer (carbonate acidule),	30

Ce résultat est conforme, remarque M. Bigeon, à celui qu'a obtenu M. Boullay, pharmacien à Paris.

MM. Monnet et Delaunay reconnurent dans ces mêmes eaux, en 1769, du fer et des sels qu'ils désignèrent sous les noms de terre absorbante et de sel marin. En 1786, M. Chifoliau, dans une analyse qu'il en fit, y constata encore la présence du fer, du muriate calcaire, de la sélénite et de la terre calcaire.

Après cet examen analytique, notre collègue expose sur le même plan les propriétés médicinales de chacun de ces divers principes dont la connoissance, selon sa remarque judicieuse, est sans doute bien propre à en expliquer les effets; mais, ajoute-t-il, l'action de plusieurs de ces principes est tellement modifiée pas celle des autres, et sur-tout par la grande quantité d'eau à laquelle ils sont unis, qu'il importe, pour se diriger sûrement dans leur usage, de consulter l'expérience, qui, chaque jour, apprend à seconder plus efficacement les crises qu'elles provoquent.

On peut faire usage, en tout temps, des eaux minérales de Dinan, lorsqu'on les boit aux repas, en les coupant avec du vin; mais les étrangers, pour les prendre sur les lieux, doivent préférer la fin du printemps, ou la saison de l'été. Dans son mémoire, notre estimable collègue a indiqué la manière d'en user et d'aider leurs salutaires effets chez les individus dont les premières voies sont fort affoiblies; il les interdit aux personnes tourmentées de diarrhée continuelle, de coliques constantes ou de vomissemens répétés, accidens qui annoncent une sensibilité particulière et habituelle, une irritation inflammatoire, un engorgement de l'estomac.

M. Bigeon a rattaché à cinq chefs les effets des eaux de Dinan sur notre économie.

1.° Elles accélèrent la circulation et tendent à déterminer un mouvement dépuratoire. 2.° Elles stimulent et fortifient les tissus membraneux et glanduleux; et c'est de cette manière, dit-il, qu'elles s'opposent aux catarrhes et à quelques autres affections pulmonaires qui reconnoissent pour cause des tubercules indolens, une affection scrophuleuse, un extrême relâchement du tissu des poumons. Elles seroient nuisibles aux personnes qui ont éprouvé des hémoptysies, si ce n'est lorsque cette hémorrhagie a été évidemment déterminée par le défaut de cohésion entre les principes qui constituent les fluides, ou par la foiblesse des vaisseaux. Leur administration, même dans ces cas, exige la plus grande prudence. 3.° L'expérience justifie la réputation que possèdent ces eaux, de redonner la faculté virile, en rendant aux organes de la réproduction l'aptitude qui leur est propre. 4.° Les voies urinaires leur permettent toujours un écoulement prompt et facile; elles facilitent même le cours des urines. Si toutefois, après les avoir prises, le ventre se distend, les jambes s'infiltrent, il convient de donner quelques apéritifs. Au reste, en considérant la variété des altérations qu'éprouvent les reins, la vessie et les autres organes excréteurs de l'urine, l'on conçoit qu'il doit être de fréquentes exceptions à ces règles générales; et M. Bigeon cite le traité *des maladies de la vessie*, etc., par le Docteur Nauche, comme un ouvrage où l'on peut puiser des notions exactes et précises sur la connoissance et le traitement de ces affections diverses. 5.° La transpiration, de toutes les évacuations la plus abondante, est aussi la plus favorable aux crises que prépare la nature. Celle qui succède à l'usage des eaux de Dinan, quoique abondante, est à peine sensible, limpide et régulière; elle s'évapore facilement, et elle n'affoiblit point, parce qu'elle n'enlève à nos humeurs que des principes nuisibles ou peu propres à la nutrition; tandis que les sueurs provoquées par l'action trop vive des stimulans ou par l'usage des boissons chaudes et relâchantes, sont visqueuses et peu durables, souvent partielles, colliquatives, et alors toujours suivies d'une grande foiblesse qui dispose à de nouvelles congestions.

On sait que lorsque les fonctions de la peau sont rétablies, les affections de cet organe se guérissent. D'autres lésions dont celles-ci peuvent n'être que les symptômes, des obstructions, des fièvres, par exemple, vainement traitées par les remèdes ordinaires, cèdent aussi à l'action de ces eaux; mais leurs effets salutaires ne se font pas toujours sentir à l'instant; il faut insister sur leur usage plusieurs semaines et quelquefois bien plus long-temps encore; des symptômes fébriles ou autres ne commandent point impérieusement d'en cesser l'usage; ils sont les avant-coureurs ordinaires de la crise, et peuvent présager une heureuse solution.

Dans ce court extrait, je crois avoir fait connoître d'une manière assez complette les propriétés des eaux de Dinan, et les divers cas pathologiques dans lesquels les ordonne M. Bigeon. Sous peu, d'ailleurs, on pourra consulter ses recherches.

Journal de la société de Médecine pratique, Sep.re 1812.

Observations qui prouvent que l'abus des remèdes, etc.

Rapport fait à la Société de Médecine de Paris, par M. R. C. son sécrétaire.

L'auteur (M. Bigeon) est déjà connu de la société par un mémoire sur une épidémie qu'il avoit observée et traitée en l'an 12, à Plouër, et dans d'autres communes de l'arrondissement de Dinan. L'analyse de ce travail important a été inséré dans ce journal, volume 25, page 155, an 14. — 1804. Les observations qu'il publie aujourd'hui portent pour épigraphe une pensée très-spirituelle du Docteur Desgenettes; la voici :

> « La fureur de traiter les maladies, en faisant prendre drogues sur drogues, ayant gagné les têtes ordinaires, les médecins sont aujourd'hui plus nécessaires pour les empêcher et les défendre que pour les ordonner. *Hist. Méd. de l'armée d'Orient.* »

Le sujet de critique médicale qu'il se propose d'approfondir est bien capable d'exciter certaines animosités, en choquant les habitudes. « Je ne doute pas, lui écrit son digne ami le « Docteur Fouquier, Médecin à l'hôpital de la Charité de « Paris, que votre ouvrage ne vous fasse autant d'ennemis qu'il « vous fera d'honneur, parce qu'il attaque la pratique de « beaucoup de nos confrères; mais je suis d'avis que l'on « montre la vérité toute nue, sans égard aux passions que l'on « peut mettre en jeu. »

Depuis huit ans que M. Bigeon, Médecin des épidémies et du bureau de bienfaisance de Dinan, se confirme dans la sage économie des médicamens, le nécrologe de l'arrondissement atteste déjà combien seroit salutaire l'influence universelle de ce genre de médecine sur la population. Porter une attention particulière au nécrologe, obtenir un accroissement gradué de population, et un rapport décroissant de mortalité, n'est-ce pas tirer de la statistique un des avantages les plus directs, et assurer à la médecine la preuve de ses principes et de sa dignité? Telle est l'opinion du professeur Pinel.

Comment l'abus de la saignée sape-t-il les fondemens de l'économie vivante, combien est-il intéressant d'user de ce remède avec prudence? Ce sont des questions que le Médecin de Dinan cherche à mettre à la portée de toutes les classes de lecteurs par des explications très-instructives, en invoquant les autorités classiques les mieux choisies, et en s'appuyant de sa propre expérience. Ses observations sont d'accord avec les aveux mêmes de Galien et de Sydenham. M. Bigeon a l'art d'amener en quelque sorte à résipiscence ces deux grands amateurs de la phlébotomie.

Quant à l'abus des évacuans du canal alimentaire, il suit la même marche de discussion, en comparant l'état sain et malade de l'organisme avec les résultats pratiques de l'emploi, bon ou mauvais, des remèdes dont il invite à circonscrire l'usage désordonné. Il est ennemi des fausses théories, et je pense qu'il a bien raison de fronder les idées vulgaires trop accréditées sur certaines affections prétendues bilieuses; en considérant avec lui la bile comme une humeur, dont l'abondante et libre secrétion importe à la santé, il faut d'abord s'arrêter au point où l'on peut nuire en provoquant son excrétion à l'excès; rien ensuite n'est à retrancher dans son abondance spontanée; il y a beaucoup d'inconvéniens à se prévenir contre une humeur que l'on juge mal-à-propos être superflue, et à user des évacuans sans motif, lorsque dans tous les cas, on doit respecter et mettre à profit une matière récrémentielle.

Telle est la doctrine de M. Bigeon; je la crois de toute vérité. .... Les bons esprits doivent rivaliser entre eux, à l'exemple de M. Bigeon, pour répandre dans les localités qu'ils habitent d'utiles instructions, et parler sans cesse à la raison de leurs concitoyens, sur les véritables intérêts de la santé. R. C.

Journal général de Médecine, Sep.re 1813, p. 61.

Bibliographie médicale, par M. Chaumeton.

Malgré les immenses progrès de l'art de guérir, il est encore beaucoup de Docteurs dont presque toute la science se borne à saigner et à purger; science déplorable et funeste, contre laquelle s'élève le cri de l'humanité, et qui devroit appeler l'animadversion des lois ! En effet, un purgatif administré sans une nécessité indispensable, et cette nécessité est prodigieusement rare, devient un véritable poison. Saigner un individu qui n'a pas un besoin urgent de cette opération, c'est l'assassiner; et combien d'assassinats n'ont-ils point lieu chaque jour impunément sous l'égide d'un diplôme ! C'est pour éclairer le public et spécialement ses confrères sur une conduite aussi scandaleuse; c'est pour proscrire des abus homicides et rendre à notre profession sa noblesse et son éclat, que le Docteur L. F. Bigeon a publié des observations et des réflexions pleines de sagesse (1), et d'autant plus importantes qu'elles ont pour base et pour preuve irréfragable une pratique infiniment heureuse. Médecin des épidémies, l'auteur a eu la satisfaction de voir la population s'accroître et le nécrologe diminuer considérablement dans les cantons où il a remplacé une pharmacomanie dégoûtante et incendiaire par une thérapeutique simple et généralement roborante.

M. Bigeon n'est point un empirique qui, proclamant avec orgueil ses nombreux et brillans succès, rejette la théorie comme superflue; il puise au contraire dans la physiologie et dans la pathologie les raisonnemens qui fondent et confirment son expérience; il invoque le témoignage des hommes les plus célèbres dans les diverses branches de notre art; il tempère l'aridité des préceptes en les accompagnant et les fortifiant par des exemples choisis. Après avoir prouvé que les évacuations artificielles du sang augmentent la prédominance du système lymphatique, diminuent l'action vitale, s'opposent aux crises et à

---

(1) Observations qui prouvent que l'abus des remèdes, etc.; et Réflexions sur l'importance des services que la médecine rendroit à la société, etc.

l'élaboration que les fluides doivent éprouver dans les capillaires, il ajoute que les bouchers anglais engraissent les bœufs par de fréquentes saignées. Scarsi nous apprend que l'on fait de même à Gênes pour les cochons.

« On a remarqué qu'après la saignée les chevaux acquièrent plus de fraîcheur ; mais ayant autrefois fait saigner les miens, je ne tardai pas à reconnoître qu'ils perdoient en forces bien plus qu'ils n'acquéroient en embonpoint ».

« A peine Hippocrate parle-t-il de la saignée dans les quatre premières sections des Aphorismes, dans le livre des Pronostics, dans le Traité de l'air, des eaux et des lieux, dans le premier et le troisième livres des Epidémies, qui sont les seuls traités généralement reconnus pour être de lui.

« Erasistrate, qui dans plusieurs circonstances a donné des preuves si éclatantes de la bonté de son jugement, vouloit que l'on interdît l'usage de la saignée, des vomitifs et autres remèdes violens ».

« Galien, quoique entraîné par une fausse théorie à la pratique de la saignée, avoue les funestes effets de cette évacuation. Ce remède, dit-il, est un de ceux qui ôtent la vie, si l'on n'en use pas dans le temps et à la dose convenables. Deux malades saignés jusqu'à défaillance, ont péri entre les mains des médecins; un grand nombre ne seroient pas morts, si la saignée n'avoit entièrement détruit leurs forces. Plusieurs, après cette évacuation, ont succombé à des maladies longues, telles que l'hydropisie, l'orthopnée, l'affoiblissement du foie et du ventricule, l'apoplexie et le délire (1) ».

Ces décisions respectables des antiques fondateurs de la médecine se trouvent sanctionnées par les plus célèbres praticiens qui, depuis ces temps reculés jusqu'à nos jours, ont exercé leur profession avec noblesse, sans courber la tête sous le joug des opinions dominantes parfois si meurtrières.

Après avoir réduit à un nombre extrêmement borné les cas qui exigent la saignée, M. Bigeon prouve, par des argumens

---

(1) *Methodus medendi*, lib. 9, cap. 10.

non moins péremptoires, que les évacuans du canal alimentaire sont peut-être encore plus rarement indiqués. Il me seroit difficile de ne pas adopter ce sentiment, lorsque ma propre expérience médicale pendant plus de dix années dans les hôpitaux militaires, m'a fourni constamment les mêmes résultats. Le témoignage du Colonel Aubrée, invoqué par M. Bigeon, est infiniment précieux. Cet officier, qui dans sa jeunesse avoit étudié la médecine, seconda de tout son pouvoir l'excellente pratique du Docteur Mené, qui, pour combattre les fièvres épidémiques si désastreuses de la Zélande, substitua les toniques aux débilitans, aux antiphlogistiques employés jusqu'alors. L'habile réformateur obtint la plus flatteuse des récompenses; il arrêta, comme par enchantement la mortalité qui planoit sur le 42.e régiment. Plus de deux mille soldats avoient été moissonnés par ces horribles fièvres pendant le siège de l'Ecluse. A l'arrivée de M. Mené, le plus heureux changement s'opéra: durant un séjour de huit mois que fit le régiment dans l'isle de Schouwen, plus de douze cents malades entrèrent à l'hôpital, et il n'en mourut que sept. Le baron Aubrée, atteint lui-même de la fièvre, et traité par M. Mené, fut parfaitement rétabli au bout de quinze jours, tandis qu'un nombre prodigieux d'habitans moururent bien saignés et bien purgés, selon l'usage (1). Je me félicite d'avoir suivi en Zélande et ailleurs la méthode roborante et catharticophobe de M. Mené, laquelle m'a pareillement réussi.

M. Bigeon voue au mépris et à l'horreur ces médicastres ignares et dangereux qui, comme le médecin de Molière, saignent pour voir si la maladie est dans le sang, purgent dans l'espoir de la reconnoître si elle se trouve dans les humeurs, et après avoir ainsi promené leur victime autour du tombeau, l'y précipitent en emportant l'or de la famille dont ils ne méritoient que les malédictions.

De tous les fléaux de la société, le plus redoutable est le pharmacomane, parce qu'il exerce son art funeste sous l'égide

(1) L'un meurt vide de sang, l'autre plein de séné.

sacrée des lois. Combien est juste la réflexion de Stoll : *Malim certè ut nulla prorsùs medicina fiat, quàm inepta et salutarium naturæ moliminum turbatrix* (1). Que j'aime entendre l'illustre auteur de la Nosographie philosophique s'écrier : « Ce seroit un grand et beau sujet à traiter que celui des maladies qui sont aggravées par une médication inconsidérée ou par un abus des remèdes, lorsqu'il auroit fallu se borner à une expectation sage et mesurée ! Faut-il s'étonner que Stahl, en avançant dans la maturité de l'âge et de l'expérience, soit tombé dans une sorte de scepticisme pour la vertu des médicamens, et qu'il en ait de plus en plus restreint l'usage, à mesure qu'il étudioit avec plus de profondeur la branche des maladies aigues » ?

Enfin, je ne dois pas oublier de rappeler que l'auteur a puisé une épigraphe pleine de sens et de vérité dans l'ouvrage d'un médecin philosophe, dont le nom retrace les plus honorables souvenirs. « La fureur de traiter les maladies, en faisant prendre drogues sur drogues, ayant gagné les têtes ordinaires, les Médecins sont aujourd'hui plus nécessaires pour les empêcher et les défendre que pour les ordonner (2) ».

Nous venons d'entendre M. Bigeon exposer les points capitaux de son système médical ; suivons-le maintenant au lit du malade, et voyons s'il se montre scrupuleux observateur des principes qu'il a lui-même fixés. Une dysenterie épidémique se déclare et moissonne de nombreuses victimes. Chargé par l'autorité supérieure de porter des secours aux dysentériques et d'éclairer ses confrères sur la meilleure méthode curative, M. Bigeon remplit de la manière la plus honorable cette double mission. Dans toutes les communes qu'il peut visiter, dans toutes celles où l'on observe exactement ses instructions (3), la mortalité diminue, tandis qu'elle s'accroît d'autant plus qu'on s'obstine à éluder les sages conseils de cet habile praticien. Le seul reproche que je serois tenté de faire à l'*instruction*,

(1) *Ratio medendi*, tom. 3, pag. 226.

(2) Histoire médicale de l'armée d'Orient, par R. Desgenettes, page 160.

(3) Instruction sommaire sur les causes et le traitement de la dysenterie épidémique dans l'arrondissement de Dinan ; in-8. 1815.

consisteroit dans son extrême brièveté; mais en réfléchissant qu'elle est spécialement destinée aux médecins et officiers de santé, pour lesquels il suffit d'énoncer les verités fondamentales; je ne suis plus surpris ni choqué de cette concision.

L'auteur indique avec sagacité les causes les plus fréquentes de la dysenterie, les signes qui l'annoncent, les symptômes qui l'accompagnent, et le traitement qui lui convient. Une ou deux citations prouveront évidemment que la thérapeutique de M. Bigeon est aussi simple que judicieuse.

« Des frissons irréguliers, un mal-aise général, des doulenrs vagues, des chaleurs spécialement vers les reins et au dessous de l'estomac, quelques coliques, la constipation ou de fréquentes envies d'aller à la selle, accompagnées de douleurs au fondement, précèdent la dysenterie, et quand cette maladie est très-répandue, ils l'annoncent lors-même qu'ils ne sont pas tous réunis. Si les malades alors se réduisent à la moitié des nourritures qu'ils pourroient prendre, s'ils s'abstiennent de fruits, de laitage, de viandes salées, s'ils boivent peu de cidre, s'ils prennent quelques lavemens de son, de guimauve ou de graine de lin, s'ils s'appliquent sur le ventre un morceau d'étoffe de laine ou de coton très-épais, si, lorsqu'ils sont levés, ils doublent les vêtemens dont ils se couvroient, s'ils se font sur tout le corps des frictions répétées; si, par l'application de quelques stimulans, tels que le cresson pilé avec du vinaigre, ils rappellent l'affection catarrhale vers les parties extérieures où souvent elle avoit paru vouloir se fixer, pour l'ordinaire, les accidens se dissipent en peu de jours ».

Si ces moyens préservatifs ont été négligés ou n'ont pu modérer la violence, arrêter les progrès de la dysenterie, M. Bigeon se garde bien d'invoquer une médecine perturbatrice. « Que les malades prennent plusieurs fois par jour des demi-lavemens, si l'irritation qu'ils causent au fondement n'est point excessive; qu'ils restent au lit, et que, sans y provoquer la sueur, toutes les parties du corps soient également couvertes; qu'ils s'interdisent les nourritures solides, auxquelles on suppléera par la décoction blanche ou des bouillons légers. Si les douleurs sont très-vives, on ajoutera à l'eau de riz quelques calmans, la fleur de coquelicot, par exemple, que l'on pourra aussi faire entrer dans les lavemens ».

M. Bigeon n'oublie point les épiphénomènes et les complications qui viennent si souvent intervertir le cours de la maladie et en accroître le danger. Si l'urine coule avec difficulté, les boissons seront rendues apéritives par l'addition de quelques grains de nitre, de la pariétaire ou du chiendent. Découvre-t-on, ou même soupçonne-t-on la présence des vers, il importe de chasser ces hôtes malfaisans par la mousse de corse, la fougerole, l'ail, le semen-contra. Si les forces sont très-affoiblies, si l'irritation inflammatoire est peu prononcée, la camomille, l'anis, la canelle, l'angélique sont indiqués. Les complications adynamique et ataxique exigent l'emploi raisonné du camphre, de l'opium, du musc, du quinquina, des vésicatoires.

Plus je considère ces sages prescriptions et moins je trouve fondée la critique virulente qu'en fait le Docteur P. M. A. *** (1). Cet impitoyable censeur prétend que la méthode prophylactique et curative, tracée par son confrère, « est opposée aux principes de la saine médecine; que s'y conformer seroit vouer à une mort certaine ou à de longues et cruelles souffrances, que suivroit une convalescence pénible, les malheureux confiés à nos soins. ». Ai-je besoin d'observer que ce reproche, faux et calomnieux, est dénué de toute vaisemblance. Quoi! parce que M Bigeon n'administre pas un vomitif dès le début de la dysenterie la plus simple; parce qu'il n'a pas recours aux laxatifs pour évacuer les matières acrimonieuses, on l'accusera d'homicide, bien que la mortalité soit effrayante parmi les malades confiés à l'accusateur et à ses prosélites! Le plus grand tort de M. Bigeon, est sans doute d'avoir répondu (2) presque sur le même ton que son adversaire à une diatribe qui méritoit plus de pitié que de courroux.

Journal universel des sciences médicales, *Sep.*re 1812.

---

(1) Réflexions sur l'instruction sommaire de M. Bigeon relative à l'épidémie qui règne dans plusieurs communes de l'arrondissement de Dinan; in-8. 1815.

(2) Nouvelle instruction sur les causes et le traitement de la dysenterie épidémique, en reponse aux réflexions de M. ***; in-8. Dinan, 1815.

OBSERVATIONS *qui prouvent que l'abus des remèdes, etc.*

S'élever contre l'abus des remèdes qui, pendant plusieurs siècles, ont inspiré une entière confiance, et dévoiler les manœuvres que le charlatanisme emploie pour propager cet abus, est une entreprise hardie et difficile. M. Bigeon ne se l'est pas dissimulé; mais encouragé par la confiance du Gouvernement, par l'accueil des sociétés médicales et littéraires, il n'a point été retenu par les dégoûts, les contrariétés qu'on lui a fait pressentir.......

Après un avertissement analogue au sujet qu'il va traiter, M. Bigeon fait connoître, par les notions physiologiques qu'il rappelle, par sa propre expérience, par celle des médecins les plus justement célèbres, que les évacuations artificielles du sang tendent à altérer nos humeurs, qu'elles disposent à la pléthore, que n'ayant aucune idée exacte sur la nature, la cause et les symptômes de la diathèse inflammatoire, on ne doit point opposer à cette affection morbifique, un remède dont l'usage a souvent été funeste; enfin que même dans les inflammations locales, ce n'est qu'avec prudence et rarement que l'on doit se permettre d'y recourir, puisqu'en affoiblissant les forces de la nature, la saignée peut s'opposer aux crises qu'elle prépare.

Analysant ensuite les effets que produisent les vomitifs et les purgatifs, on reconnoît avec lui que la bile, qui est considérée par les malades et le vulgaire des officiers de santé, comme la cause de presque toutes les maladies, est une humeur nécessaire; que les évacuans augmentent sa sécrétion et ne peuvent la faire sortir que dans une petite proportion, puisque chaque jour plusieurs onces de ce fluide sont employées à donner aux alimens que nous prenons les qualités qui les rendent propres à réparer les pertes que nous ne cessons de faire. Il parle ensuite de l'action débilitante et révulsive de ces remèdes, du calme trompeur qu'ils procurent, et il indique le traitement qu'il convient d'opposer aux accidens qu'éprouvent le personnes qui sont dans l'usage d'y recourir.

Des

Des observations cliniques, répandues dans le cours de l'ouvrage, fixent utilement l'attention des lecteurs, et les conséquences que l'on en doit tirer, sont justifiées par le nécrologe des communes dans lesquelles on a adopté le système de médecine que l'auteur développe. « Un rapport décroissant de « mortalité n'est-il pas, dit M. Pinel, un témoignage irréfra« gable que donne la médecine, de ses principes et de sa dignité, « en luttant contre les efforts de la destruction et de la mort »?

Pendant que M. Bigeon exerçoit la Médecine à Plouër, le nombre des décès n'a été que d'un 54e de la population, et seulement d'un 57e, si l'on retire l'an 12, pendant lequel une fièvre adynamique y régnoit épidémiquement. En 1805 il écrivit contre l'abus des remèdes, et se rendit à Dinan, où il n'a négligé ni les soins ni les sacrifices nécessaires, pour opérer dans la mortalité une diminution qu'il avoit prévue et annoncée. En 1806, 7, 8, 9 et 10, le nombre des décès dans cette ville n'a été que d'un 34e de la population, et seulement d'un 40e en 1811, tandis qu'il y étoit depuis 12 ans, année commune, d'un 24e, sans y comprendre l'an 12, pendant lequel il en périt un 13e.

Après que M. Bigeon eut quitté Plouër, trois officiers de santé s'y fixèrent : le nombre des décès fut, la première année, 86, tandis qu'il n'étoit que 74 pendant l'année de l'épidémie, et de moins de 60 pendant les précédentes. Eclairés par cette funeste expérience, les habitans de Plouër se livrèrent moins à l'empirisme, et en 1808, M. Bigeon commença à s'y rendre régulièrement deux fois par semaine. La mortalité moyenne en 1808, 9, 10, 11 et 12 a été 64.

Des circonstances heureuses et étrangères à la pratique de la médecine, ne peuvent avoir déterminé cette grande différence observée à diverses époques à Dinan et à Plouër, dans le nombre de décès, puisque les registres civils constatent que, depuis 6 ans, ce nombre est augmenté dans les autres communes de l'arrondissement et dans les villes voisines.

Ces observations légalement attestées ne pouvoient laisser d'incertitude sur l'heureuse influence qu'une médecine raisonnée exerce sur la population; et l'auteur eût pu se dispenser d'en rechercher de nouvelles preuves dans l'histoire des épidémies. Cependant les faits qu'il publie à cet égard sont si importans, qu'ils inspirent un grand intérêt.

On lui saura gré et de la franchise avec laquelle il avoue que les registres civils constatent que dans les lieux où des officiers de santé se trouvent dans une trop grande proportion, le nombre des décès est plus considérable qu'il ne l'est dans les autres communes, et du courage avec lequel il s'élève contre les soi-disant médecins, contre les voisins, les commères, qui, étrangers aux lois de notre organisation, raisonnent des maladies comme les malades eux-mêmes, captent leur confiance en ne cessant de leur prescrire l'usage des remèdes propres à enlever des humeurs que presque toujours ils accusent injustement. L'auteur fait ici (page 92), vivement sentir combien en médecine le jugement est difficile, et il rappelle cette belle pensée de Stoll. *Les grandes maladies sont presque toujours l'effet des grands remèdes, des négligences ou des erreurs commises dans le traitement des indispositions.*

Faisant ensuite remarquer combien il importe que la législation tende à concilier les intérêts des médecins avec ceux des malades, à exciter le zèle des premiers et à fixer la confiance des autres, M. Bigeon nous prépare à *des réflexions sur l'importance des services que la médecine rendroit à la société, si, pour bannir le charlatanisme, on faisoit dépendre de leurs succès réels, l'honneur et la fortune des médecins.*

Dans cette seconde partie, après avoir parlé d'un projet d'institution qui, comme on l'a dit dans un rapport fait au cercle médical à Paris, « est rempli de vues utiles et se distingue surtout par le désir du bien public, M. Bigeon avance, et cette assertion est une conséquence des faits qu'il publie, que la diminution dans le nombre des décès, seroit de plus de moitié dans les villes où une médecine débilitante et perturbatrice est généralement adoptée, si des médecins judicieux y consultoient tous les malades.

PR. D. M.

Entraîné par le désir de répandre dans nos contrées une doctrine médicale appuyée sur des faits recueillis en quelque sorte sous nos yeux, et confirmée par le suffrage de médecins célèbres, je m'empresse de publier cette notice : quoique le mémoire soit déjà connu d'un grand nombre de nos lecteurs, il le sera de plus en plus ; et s'il peut faire quelques ennemis à son auteur, j'ose affirmer qu'il lui procurera un bien plus grand nombre d'amis, car il plaira non-seulement aux vrais médecins, mais aux hommes de lettres, aux gens du monde qui y trouveront, sur les principales questions relatives à la médecine, à l'hygiène, à la statistique, à l'économomie politique et rurale, des pensées heureuses et des observations utiles. *Jour.nal des Côtes-du-Nord*, 31 *Décembre* 1813.

Des rapports imprimés relatifs à mes écrits, sont les seuls dont j'entretiendrai mes lecteurs ; mais également sensible aux encouragemens que j'ai reçus de plusieurs médecins, de plusieurs savans des plus distingués, je les prie d'agréer avec l'hommage de ma reconnoissance, celui de mes nouvelles recherches.

Dans quelques communes, les registres civils, pendant les premières années de la république, ont été mal tenus, et plusieurs ne se trouvant point au Greffe du Tribunal, je ne puis faire connoître en entier le résultat de mes recherches sur la statistique de l'arrondissement. Je ne rappellerai ici que le nécrologe des communes citées dans mon mémoire sur l'abus des remèdes : les villes l'ont été, parce qu'elles sont les plus voisines de Dinan ; les communes rurales, parce qu'elles sont les plus peuplées de l'arrondissement, et qu'elles se trouvent à peu près également réparties dans toutes les directions.

Les décès depuis douze ans sont augmentés d'un sur sept et deux tiers dans ces communes. A Lamballe, on en compte un sur six et demi de moins ; mais cette ville est la seule à ma connoissance qui offre une diminution dans la mortalité, et mon beau-père, le Docteur La Vergne, dont les principes sont les mêmes que ceux que j'ai exposés, y exerce sur la pratique de la médecine une telle influence, que l'on ne peut se méprendre sur la cause de cette diminution

A Dinan, depuis douze ans, 2412 décès ont été enregistrés. On en compte 3202 de l'an premier à l'an douze. En ajoutant un nombre proportionné à l'accroissement de population, un dixième, c'est-à-dire, 320, on trouve 3522, et si, considérant que Dinan a été, relativement aux constitutions épidémiques, dans les mêmes circonstances que les autres communes de l'arrondissement, on y suppose une augmentation de mortalité proportionnelle, un cinquième de 3522, on reconnoît qu'il y a eu dans cette ville, depuis douze ans, toutes choses égales, une diminution dans le nombre des décès de plus de dix-huit cents. Cette diminution n'est pas ce que l'on pouvoit espérer : je l'ai dit; et depuis long-temps je suis convaincu que, dans les villes, on obtiendroit une réduction de plus de moitié, si des médecins prudens et instruits y dirigeoient seuls les soins que reçoivent les malades. Parmi les 12 à 15 officiers de santé de toutes classes qui, à Dinan, font de la médecine leur principale profession, quelques-uns paroissant reconnoître au lit de presque tous les malades qui sollicitent une médication très-active, des exceptions aux principes généraux qu'ils n'osent plus contester, abusent d'autant plus sûrement des remèdes, qu'ils s'élèvent avec plus de force contre cet abus. En signalant ici une conduite qui annonce au moins une foiblesse répréhensible, je me plais à féliciter ceux de mes collègues, qui, secouant le joug des opinions populaires, ont secondé la nouvelle impulsion que la pratique des sciences médicales a reçue, et dont l'utilité incontestable à Dinan, n'est pas moins bien démontrée par le nécrologe de Plouër.

Après la publication de mon mémoire sur l'abus des évacuans, en 1812, le but que je m'étois proposé, en dirigeant dans cette commune la pratique d'un officier de santé, me paroissant devoir être rempli aux yeux des personnes qui peuvent être éclairées sur leurs véritables intérêts, je cessai de m'y rendre à des jours fixes. Depuis, quoique cinq officiers de santé résidans y exercent en concurrence, le nombre des décès n'y est augmenté que d'un quart, et n'excède pas un 42.me de la population.

Ces observations qui sont attestées dans mes précédens écrits ou dans le tableau suivant, peuvent être facilement vérifiées.

ÉTAT

es décès dans les communes les plus peuplées de l'arrondissement de Dinan et dans les villes les plus voisines.

	Décès pendant les 6 années qui ont précédé l'an 12.	Décès pendant les 12 années qui ont précédé l'an 1818.	Moitié des 12 dernières années.	Pendant six ans, différence en moins.	Diminution des décès annuels, 1 sur	Certifié conforme aux registres de l'état civil.
LAMBALLE.	891	1510	755	136	6-1/2	PELTIER, *Ad*
				Différence en plus.	Accroissement des décès 1 sur	
S.-MALO.	1696	3568	1784	88	19-1/4	DE BIZIEN, *M.*
S.-SERVAN.	1421	2602	1451	30	47-1/3	LE ROUX, *S.*
PLEURTUIT.	635	1638	819	184	3-1/2	DE PONFILLY, *M*
PLEUDIHEN.	583	1197	598	15	37-1/2	RESTIF, *Greffier du Tribunal de première Instance.*
PLÉNÉE (*).	533	1541	770	237	2-1/4	
CORSEUL.	529	1346	673	144	3-2/3	
SÉVIGNAC.	362	752	376	14	26	
PLOUASNE.	416	970	485	69	6	
EVRAN.	536	1273	637	101	5-1/3	
DINAN.	De l'an 1 à l'an 12 — 3202. De 1806 à 1817 — 2412.					
PLOUER.	De l'an 8 à l'an 12 — 306. En 1806 — 86. En 1807 — 76. De 1808 à 1812 — 319. En 1813 — 83. En 1814 — 80. En 1815 — 77. En 1816 — 70. En 1817 — 91.					
CAULNES.	Du 1 Janvier 1817 au 16 septembre — 30. Du 17 septembre au 7 octobre — 35. Du 8 octobre au 31 décembre — 19.					

ARRONDISSEMENT DE DINAN, (Pleudihen à Caulnes)

Toujours inclusivement.

(*) Plénée est la commune où l'on a observé le plus grand accroissement dans le nombre des décès. La dysenterie y a fait des victimes l'année dernière, mais elle n'y a que foiblement influé sur la mortalité annuelle. En 1817 on n'a compté que 136 décès, tandis que l'année précédente on en compta 165, sans qu'aucune maladie y fût épidémique.

(*b*) Dans l'arrondissement de Dinan, où l'on compte près de cent mille ames, on n'observa point de maladies épidémiques en 1813 et 1814, et la mortalité moyenne pour chaque année fut, dans les communes habitées par des officiers de santé, d'un sur 37-1/4. Dans les autres, elle ne fut que d'un sur 43-3/4. Le tableau extrait des registres, qui constate ces différences, est divisé par cantons et inséré dans mes recherches sur l'influence que les évacuans exercent sur la population. En faisant voir que partout le nombre des décès est d'autant plus grand que les malades sont plus à portée de satisfaire le goût, que presque toujours ils témoignent pour les remèdes violens, ce tableau prouve l'insuffisance des lois relatives aux institutions médicales; mais, lorsqu'on réfléchit sur l'ensemble des observations que j'ai citées, on ne tarde pas à reconnoître que l'on n'en doit rien conclure ni contre la médecine, ni contre les ministres qu'elle avoue.

Quel que soit le nombre de ces derniers, la confiance publique n'étant point suffisamment éclairée par nos institutions, la plupart des habitans de la campagne ne s'adressent point à eux, et souvent on ne les consulte, même dans les villes, que pour remédier aux suites des traitemens mal dirigés. Si alors les malades guérissent, rien de plus naturel, les Médecins doivent savoir guérir. Mais quand le succès ne justifie pas les espérances que l'on a conçues, quelque sages qu'aient été leurs prescriptions, quelle qu'en ait été l'exécution, il n'est pas rare qu'on les juge d'autant plus défavorablement, que la mort a été plus long-temps retardée.

Par délicatesse, par respect pour les convenances, ils prennent les choses dans l'état où ils les trouvent. Rarement ils font connoître toute leur pensée sur l'insuffisance ou le danger des remèdes prescrits, et par cette discrétion, ils préparent une sorte de triomphe à certains médicastres, qui, après avoir conduit leurs victimes sur le bord de la tombe, ont l'impudence d'assurer que par leurs soins elles pouvoient être conservées à la vie, et que l'événement ne pouvoit être plus funeste. Le malade, disent-ils, a résisté : on devoit le saigner, le purger........ Tels et tels ont guéri en faisant usage de ces remèdes, et c'étoit même maladie. Le sang et la bile l'ont étouffé. — Chacun écoute, se déclare juge compétent, et la race des Midas n'étant point encore éteinte, si un malade s'est réellement rétabli, pendant qu'il recevoit les soins d'un Sganarelle, plus celui-ci est ignorant et stupide, plus on aime à célébrer le succès, plus on l'entoure de circonstances rares, séduisantes,....... impossibles. — Il n'importe. Le merveilleux intéresse et des causeurs indiscrets, en formant ainsi l'opinion, aiguisent, sans y penser, le poignard dont leurs parens, leurs amis seront frappés, et auquel, peut-être, ils ne sauront pas eux-mêmes se soustraire.

Les titres de docteur en médecine, de docteur en chirurgie, de chirurgien de ville, de chirurgien de campagne, d'officier de santé, n'indiquent pas même aux personnes instruites de la législation médicale, la nature et l'étendue des connoissances que l'on a exigées; et, en donnant à tous à peu près les mêmes droits, on a établi une concurrence ou plutôt une rivalité également contraire aux intérêts des malades, aux progrès de la science et aux heureuses applications que l'on pourroit en faire. La plupart de ces ministres que la médecine semble avouer, admis sans examens, après des examens insignifians, ou seulement patentés, n'offrent aucune garantie; et plus ou moins étrangers à la connoissance des maladies qu'ils traitent, ils prescrivent souvent sans réflexion des remèdes dont ils ignorent également la nature et les effets. Cependant des titres avec lesquels on peut impunément abuser de la confiance des malades, disposer de leur santé et de leur vie, ne devroient être accordés qu'au talent reconnu, à la vertu éprouvée; et n'est-il pas au moins imprudent, celui qui, sans en avoir parcouru les avenues, pénètre dans la carrière; qui, sans études préliminaires, se charge d'une responsabilité effrayante même pour les Médecins les plus profondément instruits ?

Bientôt ces derniers n'offriront aux charlatans titrés qu'une barrière impuissante. En vain ils voudront opposer la science et leurs succès à une nuée de faux adeptes, qui savent que peu de malades se croient obligés à la reconnoissance, lorsque dans le traitement d'une maladie promptement et heureusement terminée, tout l'art a consisté à prévoir, observer ou diriger les efforts de la nature; qui savent qu'en flattant les préjugés et les passions, qu'en n'hésitant point à prononcer sur les questions les plus abstraites, qu'en présentant toutes les maladies, toutes les indispositions comme graves ou mortelles, qu'en ne cessant de recourir aux remèdes les plus énergiques, ils peuvent s'assurer la confiance, souvent l'admiration de leurs victimes, de celles même dont ils altèrent pour toujours la santé ou qu'ils précipitent au tombeau.

Employer des remèdes violens, c'est, dit-on, jouer à quitte ou double. Rien de plus inexact. Lors même qu'un malade est soulagé par une médication inconsidérée, le principe élément de l'affection morbide n'est pas détruit. En augmentant alors l'irritation ou en diminuant les forces vitales, on double la maladie, sans jamais la guérir, et ce n'est pas aux yeux des hommes instruits qu'un squélette ambulant atteste toujours la puissance de l'art et la sagesse de son ministre. Mais la verité se fait difficilement entendre. Déjà, combien peu de médecins osent, en refusant des remèdes sollicités, en conseillant ceux que l'opinion réprouve, s'exposer à des reproches, lorsqu'ils se voient entourés de hableurs plus occupés des menées de l'intrigue que des méditations que suggère la pratique, et prêts à se conformer aux goûts des malades, à blâmer les prescriptions qu'ils n'ont pas faites, à profiter des erreurs qu'ils répandent; enfin qui, pressés par des besoins, ne pensent qu'à se faire indemniser des peines qu'ils se donnent, des avances que l'on a exigées et que l'on exige encore.

Répéterai-je ici ce que cent fois l'on a inutilement répété? l'impôt tel qu'il est perçu, semble établir, entre des professions autrefois également honorées, une distinction propre à éloigner de l'exercice de celle qui importe le plus à notre bonheur, de celle dont la pratique est la plus pénible, la plus dangereuse, de celle dont l'étude est à la fois la plus longue, la plus dégoûtante et la plus dispendieuse, des hommes, qui, par leurs vertus, leurs talens, leur rang et leur fortune, devoient honorer et la science et l'état. Répéterai-je que celui qui, pour acquérir le droit d'exercer une industrie, paie une rétribution, doit en être indemnisé par les personnes qui réclament ses conseils, ses services ou ses marchandises, et qu'en imposant les médecins on a imposé les malades? On frappe ces derniers au moment où la société enrichie par les travaux auxquels ils se livroient, par les contributions qu'ils ont payées, leur doit des conseils et des secours; et si l'on ajoute que l'on délivre les patentes sans exiger la présentation des titres, et que l'on admet ainsi à l'exercice de la médecine de nouveaux et indignes concurrens; quel souvenir doit laisser à la postérité le législateur qui le premier provoqua la perception de cet impôt, qui refusa au ministre d'une science nécessaire les témoignages d'estime, les encouragemens qu'il accorda au peintre, au graveur, au sculpteur, au musicien, au maître de danse, à toutes les professions libérales, à celles même qui ne furent honorées de ce titre et encouragées que pour distraire les peuples, et prolonger ainsi la durée des gouvernemens qui ne pouvoient se maintenir par la sagesse de leurs institutions?

Législateurs, si vous voulez que l'état se compose d'hommes sobres et industrieux, également bien constitués au moral et au physique, que l'exercice de la médecine soit un ministère public, un ministère de bienfaisance; que les malades dont les revenus, même dans la santé, n'excèdent pas les besoins, ne craignent plus de solliciter les soins des médecins, et ne réduisez pas ceux-ci à ne porter aux indigens que le témoignage de leur bienveillance et des conseils. Rappelez-vous que les neuf dixièmes des Français, habitant la campagne, éprouvent, lorsqu'ils sont malades, de grandes privations, et que la plupart sont réduits à la misère, dès qu'ils ne peuvent féconder de leurs sueurs les champs qu'ils cultivent. Enfin distinguez le *vir probus, medendi peritus,* du mercenaire ignorant, de l'empirique présomptueux, qui, dans les palais comme dans les chaumières, offrent leurs coupes empoisonnées.

Vivement ému par le cri des victimes, Stoll a dit: *Nescio an morbi ipsi qui in populum sæviunt, an verò ii qui artem quam non addidicère, illotis manibus tractant, numerosiores strages edant.* Et Hippocrate, s'il pouvoit renaître, s'il jouissoit en France des honneurs que lui rendirent les peuples les plus civilisés, les peuples qui surent le mieux, par de nobles encouragemens, développer les talens et les vertus; Hippocrate, justement indigné, ne réclameroit-il pas, même pour l'intérêt des grands et des souverains, qu'en attendant la révision des lois et conformément à celles qui existent, l'on n'admît point à payer un impôt moins onéreux encore qu'il n'est immoral et impolitique, des médicastres ignares, officiers de la mort, singes des mauvais médecins? *Hi tragediarum actoribus maximè similes videntur, quemadmodùm enim illi figuram quidem et habitum ac personam eorum quos referunt habent, illi ipsi autem verè non sunt, sic et medici famâ quidem et nomine multi, re autem et opere valdè pauci.*

Hipp. lex.

(*c*) Cette observation n'est pas applicable à Caulnes. M. —, qui, par la nature de ses fonctions, y exerce la plus grande influence sur les malades, ayant vu guérir, en 1816, la plupart des dysentériques, sans que l'on employât de remèdes violens, émit l'opinion que les secours publics, donnés pendant les épidémies, sont pour l'état une charge inutile, et en 1817, il propageoit encore ce fatalisme suranné, lorsque M. D. S......., voyant la dysenterie dans sa maison, et vivement affecté de l'abandon où se trouvoient les indigens, écrivit à M. le Sous-Préfet pour qu'il me fît connoître les besoins de sa commune. Je m'y rendis le 6 octobre. Le lendemain, des secours furent administrés, des instructions imprimées furent répandues. Depuis 20 jours, 35 inhumations avoient été faites, dont trois le 7 octobre. De cette époque jusqu'au premier janvier suivant, on n'a compté de toutes maladies que 19 décès, dans cette paroisse dont la population excède deux mille ames.

Voyez le tableau des décès, note (a) et la note (f).

(*d*) Les mots fièvres continues, etc. ne désignent point ici des maladies essentielles ou primitives. J'ai dit, dans mes observations imprimées en 1812, page 98 : « La fièvre

« est toujours symptomatique, et elle reconnoît pour cause « prochaine, toutes les altérations que peuvent éprouver nos « solides et nos fluides ».

(*e*) Depuis la publication de mon mémoire sur l'hémoptysie, en l'an 7, on a reconnu que presque toutes les hémorragies spontanées sont l'effet de l'exhalation capillaire. Les travaux de M. Bichat, publiés en l'an 10, dans son anatomie générale, ont beaucoup contribué à répandre cette utile observation; mais il n'est pas exact de dire, comme on l'a fait dans le dictionnaire des sciences médicales : *Qu'en cette matière il eut presque le mérite de la création.* Ce ne fut qu'en l'an 8 qu'il se fit remarquer par son traité des membranes, et je ne le connoissois pas, lorsque dans une des premières thèses présentées à l'école de médecine de Paris, après plus de dix ans d'études, j'ai soutenu la proposition qu'on lui attribue, en parlant d'une maladie que j'avois éprouvée et qui, par conséquent, avoit été l'objet de mes plus profondes méditations.

Depuis, ce médecin a joui d'une si juste célébrité, il s'est montré si grand, que ses mânes repoussent, je n'en doute pas, des hommages qui ne sont point fondés sur des services réellement rendus par lui à la science et à la société. En l'an 7, je fis imprimer à Paris, et je soutins publiquement à l'école de médecine, cette proposition : « Dans l'hémoptysie, les vais« saux peuvent avoir été déchirés par une cause quelconque, « ou détruits par une ulcération, ou bien ils laissent échapper « le sang à travers leurs parois. Des observations que je vais « rapporter sembleroient prouver que cette dernière espèce « est la plus fréquente ».

En transcrivant mot à mot de ma dissertation inaugurale la partie relative à l'anatomie pathologique (1), en ne citant aucun fait, aucune réflexion qui puisse ajouter aux preuves que j'ai données de l'exhalation capillaire, le savant auteur

---

(1) Essai sur l'hémoptysie essentielle. Paris, an 7, page 3, ligne 14 et suivantes. Dictionnaire des sciences médicales. Paris 1817, Tom 20, page 319, lignes 16 et suivantes.

de la nosographie philosophique et son collaborateur m'autorisent à croire que non-seulement M. Bichat n'a pas eu le mérite de la création, mais que cet habile physiologiste et ses successeurs n'ont que peu ou point éclairci la question que j'avois traitée.

L'auteur anonyme Y, rédacteur de la partie bibliographique du même article hémoptysie, a pensé comme ses collaborateurs, qu'il eût été inutile aux progrès de la science d'attacher mon nom aux vérités sur lesquelles j'ai appelé l'attention des médecins. Il s'est donc borné à dire, en parlant de ma dissertation inaugurale : « L'auteur auroit dû déterminer les « espèces d'après les phénomènes et non d'après les causes, « qui échappent souvent au médecin ».

Je dois au public, et à cet écrivain recommandable par d'utiles travaux, quelques explications. J'ai considéré l'hémoptysie comme modifiée par la pléthore générale, par la pléthore pulmonaire, par la foiblesse ou l'irritabilité augmentée du système vasculaire. J'ai exposé les causes et les symptômes de ces états morbides, le traitement qu'il convient de leur opposer et les moyens prophylactiques qui peuvent prévenir et le retour de l'hémoptysie et l'altération pulmonaire qui souvent lui succède. J'ai dit, et cette doctrine trouve aujourd'hui d'habiles défenseurs : « L'éjection « du sang est toujours précédée et accompagnée d'une inégale « distribution des forces vitales; les symptômes fébriles qui en « sont l'effet, caractérisent l'hémorragie active. — L'hé- « moptysie essentielle est toujours active. — La partie vers « laquelle il se fait une détermination particulière et abon- « dante, devient un centre d'action : la puissance vitale s'y « accumule, les parties éloignées sont froides et pâles, tandis « que celle qui est affectée s'échauffe, s'enflamme même, si « le sujet est très-irritable ». Enfin lorsque j'ai dû sur les bancs rendre compte de mes opinions, si j'ai osé ne pas suivre la route tracée, c'est que j'étois convaincu, et je le suis plus encore aujourd'hui, que les divisions nosologiques fondées sur les principes que j'ai adoptés, peuvent seules diriger utilement les médecins au lit des malades.

L'étude des phénomènes ou symptômes est nécessaire, non pour grouper avec un succès plus ou moins brillant toutes les maladies connues ou inconnues, auxquelles on a imposé des dénominations; mais afin de pouvoir déterminer quel est l'organe malade et en quoi consiste la lésion qu'il éprouve. Toute classification qui n'est pas fondée sur cette connoissance et qui n'a pour base que des phénomènes communs à des affections essentiellement différentes, ne peut présenter que des indications incertaines.

Il importe au traitement de toutes les maladies de connoître les altérations humorales et le mode de lésion que les organes éprouvent; mais lorsque les notions que nous pouvons acquérir à cet égard sont insuffisantes, pourquoi créer des hypothèses et s'exposer à de funestes erreurs, en agissant d'après des analogies presque toujours trompeuses? Pourquoi, dans le doute, ne pas s'abstenir des remèdes que tous les médecins reconnoissent comme pouvant être dangereux? Pourquoi frapper en aveugle les malades ou les maladies, lorsqu'on peut aisément se convaincre que la plupart ou plutôt presque toutes celles qui ne sont pas assez développées pour se manifester par des caractères évidens, guérissent quand tous les soins qu'on leur oppose tendent à modérer les évacuations trop abondantes, à rétablir celles qui sont supprimées, à prévenir les congestions et à calmer les irritations morbides. Ces indications générales peuvent être remplies par l'usage raisonné des révulsifs, des frictions, des bains simples ou stimulans, des exercices, des boissons légères, apéritives ou toniques, par une température propre à déterminer une circulation régulière et par conséquent une transpiration abondante. La déplétion que l'on obtient par des évacuations artificielles est plus prompte. Elle procure presque toujours un bien-être remarquable, un calme séduisant; et des remèdes très-actifs sont rarement des poisons mortels dans les mains des maîtres habiles. Quelle que soit leur théorie, ils savent presque toujours triompher du mal, souvent même après avoir agi en opposition avec les vues de la nature, et je ne suis point étonné, qu'observant, dans les hôpitaux de Paris, la pratique de médecins très-prévenus, les uns en faveur des évacuans du canal alimentaire, d'autres de la saignée, d'autres des bains et des applications froides, d'autres d'une médecine presque toujours excitante, on ait cru reconnoître que des succès également nombreux justifioient leurs méthodes.

« Quoique la saignée et le régime antiphlogistique soient parfaitament appropriés aux maladies inflammatoires, Van-helmont et Lobb y faisoient, dit M. Cabanis, de très-belles cures par les sudorifiques. Sydenham traitoit les affections dites vaporeuses, par les martiaux; Hoffmann par les nervins et les gommes fétides; Boerhaave, par les savonneux et les fondans; Robert With, par les stomachiques, le quinquina, les amers; Pomme, par les délayans, les bains tièdes, les bains froids; Barthès par ce qu'il appelle la méthode perturbatrice, c'est-à-dire, par l'alternative des calmans et des excitans ou des toniques; les Staalhiens par les astringens modérés et surtout par les aloétiques ».

Du degré de certitude de la médecine, *page* 108.

Doit-on conclure de ces observations que l'on peut arriver directement au même but par des voies essentiellement différentes? Je ne le pense pas, et l'expérience prouve que des théories qui tendent à faire adopter des méthodes plus ou moins exclusives ont toujours paru simplifier la science, sans que des applications plus généralement heureuses en aient été le résultat. Les auteurs de ces théories ne peuvent transmettre leur jugement, leur tact, leur génie; ils forment des sectaires, quelquefois des enthousiastes, qui, au lit des malades, oublient tout, excepté le point de doctrine sur lequel leur attention a été spécialement fixée. Puissent-ils au moins ne plus oublier cette sentence du Père de la médecine : *Omne siquidem nimium naturæ inimicum. Verùm quod paulatim fit, securum est.*

Les maladies ne sont ordinairement dans le principe que des indispositions. Elles ne doivent point avoir un cours régulier et invariable. Elles sont en quelque sorte ce qu'on les fait. La dysenterie, les fièvres dites bilieuses, adynamiques, ataxiques, etc., guérissent presque constamment en quelques jours, lorsque dès le commencement on leur oppose des soins convenables; mais pallier des symptômes, n'est pas guérir, et la douleur, que l'on me permette l'expression, n'est pas toujours un mal. Elle détermine une réaction qui souvent est nécessaire pour détruire le principe, élément de l'altération morbide que l'on veut combattre; et quoique la chaleur, la sensibilité et l'irritabilité soient augmentées dans la partie malade, ordinairement d'autres organes manquent de l'énergie nécessaire à l'exercice des fonctions qui leur sont assignées. L'on sait que la foiblesse dispose aux congestions, aux irritations, par conséquent aux inflammations locales qui sont d'autant plus dangereuses, que les sécrétions éprouvent plus d'irrégularité et que le principe conservateur de la vie est moins capable de résister aux effets nuisibles du froid, d'une chaleur excessive, des miasmes délétères, des alimens mal digérés, des affections tristes, des travaux excessifs, etc.

Les malades soulagés par un traitement fondé sur d'autres principes, croient souvent devoir se féliciter du bien-être qu'ils éprouvent; mais de nouveaux accidens, de nouvelles maladies, presque toujours plus graves que celles que l'on a voulu combattre, attestent bientôt aux médecins vraiment observateurs, le danger des méthodes essentiellement débilitantes ou perturbatrices des efforts salutaires de la nature. Ces considérations de physiologie pathologique, que j'ai plusieurs fois développées, me semblent d'une grande importance dans la pratique. J'ai cru devoir les rappeler ici, et je ne répéterai jamais assez que quand on est incertain sur la nature et les causes d'une maladie, sa classification est inutile.

Pour reconnoître combien sont dangereuses les conséquences pratiques que l'on tire de ces classifications, de celles mêmes qui semblent les plus naturelles, il suffit d'ouvrir quelques livres de médecine. L'expérience est tellement trompeuse, lorsqu'elle n'est point éclairée par la physiologie et par le raisonnement, qu'il est peu de maladies, et je citerai spécialement la dysenterie et l'hémoptysie, contre lesquelles des médecins n'aient recommandé comme spécifiques, les uns la saignée, d'autres les vomitifs, les purgatifs, les vésicatoires, les spiritueux, le quinquina, l'opium, les acides minéraux, le nître, l'alun, le cachou, les baumes, les huiles grasses, le lait, les mucilages, les émulsions, les limonades, l'eau froide pour boisson, les bains tièdes ou froids, l'application de la glace, ou la cautérisation ; et dans les auteurs les plus répandus, les plus populaires, sous le titre de chaque maladie, on trouve une série de remèdes ainsi grouppés sans choix, après l'exposé de quelques symptômes plus ou moins incohérens et toujours communs à des affections essentiellement différentes.

Des observations propres à faire connoître et prévoir les constitutions épidémiques, des faits particuliers recueillis avec soin, exposés sans prévention, mériteront toujours d'être recherchés, tandis que les nosologies systématiques ne pouvant exercer le jugement ni le rectifier, laissent les praticiens dans une pénible indécision, et ne survivent point aux auteurs qui les rédigent. Heureux les malades au lit desquels on les oublie! Des érudits qu'elles forment, prêts à répondre à la question : *Comment nommez-vous ma maladie* ? et à combattre, par des remèdes opposés dans leurs actions, trois ou quatre symptômes qu'ils appellent des maladies, ont été et seront long-temps encore le désespoir des vrais médecins. Perroquets toujours verbeux, savans comme leurs livres, ils refusent d'ouvrir celui de la nature ; et sourds à la voix des victimes, ils invoquent sans cesse leur trompeuse expérience. C'est en vain que M. Bichat leur a dit : « Qu'est l'observation, si on ignore là où siège le mal? Vous « auriez pendant vingt ans pris du matin au soir des notes au « lit des malades sur les affections du poumon, des viscères « gastriques, etc, que tout ne sera pour vous que confusion « dans les symptômes qui, ne se ralliant à rien, vous offriront « nécessairement une série de phénomènes incohérens ».

Cette pensée dont les gens du monde devroient se bien pénétrer, lorsqu'ils croient devoir prescrire des remèdes très-actifs ou prononcer sur les prescriptions d'un médecin, vient d'être développée et présentée avec autant de force que de vérité par mon célèbre compatriote, auteur de l'examen de la doctrine médicale généralement adoptée, le Docteur Broussais.

(f) Dans ma nouvelle instruction sur la dysenterie, et dans mes recherches sur l'influence que les évacuans exercent sur

la

la population, j'ai présenté en tableaux l'analyse des rapports officiels, relatifs à la dysenterie épidémique en 1815, et prouvé que, dans les communes, où la méthode évacuante a été généralement adoptée, la mortalité proportionnelle a excédé de plus des deux tiers, celle observée dans les paroisses, où MM. Postel, D.-M., Le Tulle, Olivier, Gouault, Officiers de santé, donnoient leurs soins en suivant, à peu près, la méthode que j'avois indiquée.

En 1816, les rapports que j'ai reçus ont été envoyés le 30 décembre à M. le Préfet, avec la lettre suivante. Épidémie de 1816.

J'ai l'honneur de vous adresser les états qui m'ont été remis, par MM. les officiers de santé, Maires et autres personnes, qui, conformément aux instructions relatives aux épidémies, ont donné des soins, des remèdes ou des alimens aux pauvres affectés de la dysenterie.

Comme l'année dernière, les premières victimes de cette maladie, ont été observées à Evran et à Plouâne, que touchent et entourent en partie les communes des arrondissemens de Saint-Malo et de Montfort, qu'elle a désolées. MM. les Maires, Curés et officiers de santé de notre arrondissement, ayant acquis, l'année dernière, la connoissance des moyens propres à prévenir et à guérir cette irritation inflammatoire du canal digestif, l'épidémie n'a fait des progrès alarmans que dans les pays les plus pauvres et les plus dépourvus de secours, spécialement à Guitté.

Cette petite commune étoit dans un état bien pénible, lorsque je la visitai, pour la première fois le 30 octobre. Je vis presque partout des malades. Vingt avoient péri depuis dix jours.

Des consolations et des secours ont été donnés, des soins ont été prudemment dirigés par MM. Ramard, Le Marchant, et la Sœur Graverand. Pendant les 15 premiers jours de novembre, on n'a compté dans cette commune que huit décès; et il n'est mort depuis que deux dysentériques. Je n'ai fait constater que pour cette commune, la mortalité observée, parce que dans les autres elle a été beaucoup moins considérable.

En refusant, toutes les fois qu'ils les croyoient contraires, les remèdes qui, comme les évacuans et les puissans narcotiques, séduisent ou par les déjections qu'ils déterminent ou par le calme, qui ordinairement succède à leur action, MM. les médecins et officiers de santé ont obtenu des succès moins brillans que nombreux ; mais, en oubliant en quelque sorte leur réputation et leur fortune, ils ont acquis des droits réels à la reconnoissance publique, et le témoignage de cette reconnoissance est bien propre à assurer de nouveaux succès, à éclairer le peuple sur les véritables intérets de sa santé. J'ai etc.

Observations annexées aux tableaux des malades traités de la dysenterie en 1816, par

M. Colin, *Officier de santé, à Evran.*

J'ai l'honneur de vous adresser le tableau des malades indigens que j'ai traités de la dysenterie, dans les communes d'Evran, Saint-Judoce et le Quiou, et dont l'indigence est constatée par M. Chauchart-du-Mottay, Maire de la commune d'Evran.

Je voyois avec peine dans le commencement du mois d'octobre, que cette maladie se manifestoit d'une manière aussi effrayante que l'année dernière. Cependant il n'en est mort que deux dans la classe indigente. Les boissons mucilagineuses et gommées, les adoucissans, les potions calmantes et les lavemens anodins ont été la base du traitement que je leur ai fait subir. J'ai employé rarement le tartrate antimonié de potasse et l'ipécacuanha ; mais sur-tout je me suis abstenu d'administrer des purgatifs, car je croyois que ces derniers étoient contraires dans l'espèce de dysenterie qui a régné cette année, dans nos contrées.

M. Gouault. *Officier de santé, à Dinan.*

En vous remettant ce tableau de l'état des malades affectés de la dysenterie dans la commune de Quévert, je n'ai rien à ajouter à vos observations sur le caractère de l'épidémie dysentérique qui s'est manifestée chez le plus grand nombre avec une vive irritation de la muqueuse intestinale, et chez lesquels je n'ai employé que les boissons mucilagineuses unies à de légers aromatiques. Plusieurs offroient une complication vermineuse que j'ai combattue avec succès par le semen contra, la mousse de corse, etc.

Les topiques stimulans aux extrémités m'ont été d'un grand secours ; les demi-lavemens émolliens m'ont réussi dans beaucoup de cas. Je dois l'avantage que j'ai retiré de mon traitement aux instructions que vous avez publiées par ordre de M. le Préfet, sur la thérapeutique de la dysenterie.

Il n'est pas besoin de vous dire que je me suis abstenu d'une médecine perturbatrice dans cette maladie inflammatoire, que l'expérience et le raisonnement rejettent en pareille circonstance, toute espèce d'évacuant, malgré le soulagement fallacieux et instantané qu'ont obtenu quelques uns de mes confrères de l'emploi des vomitifs.

M. Le Marchant *M.^tre chirurgien, à S.-Jouan.*

Les traitemens que le soussigné a indiqués consistoient tous, dans les premiers jours de la maladie, dans l'usage des boissons légères et calmantes, des demi-lavemens de même nature, des applications chaudes sur le bas ventre. Les vers qui compliquoient souvent la dysenterie, étoient combattus par la mousse de corse ou le semen contra.

Des applications stimulantes sur le bas ventre ou sur les extrémités, ainsi que des frictions ont été souvent utiles.

Les plantes aromatiques, quelquefois le quinquina et les préparations d'opium ont été employées avec succès, tandis qu'il a rarement vu de bons effets des évacuans, surtout des vomitifs, qui, quoiqu'ils soulagent souvent pendant les premiers temps qui succèdent à leur administration, rendent presque toujours la maladie plus dangereuse, en ce qu'ils augmentent ensuite l'irritation inflammatoire.

M. RAMARD, *Docteur-Médecin*, *à Guenroc.*

Il me seroit difficile d'indiquer ici le traitement de chaque malade en particulier. Je dirai seulement que le plus grand nombre a été traité par la méthode des émolliens.

Un très-petit nombre a été purgé par l'ipéca. Quelques minoratifs vers la fin de la maladie, quand les malades commençant à prendre quelques alimens, ceux-ci séjournoient trop long-temps dans le canal digestif. Les vermifuges et les légers toniques, lorsque le ténesme avoit diminué : chez quelques-uns les potions laudanisées ont produit de bons effets.

Un peu de vin sur la fin de la maladie, une légère infusion de quinquina ou de camomille a été employée avec avantage.

M. Ramard avoit visité les dysentériques de Plouâne et de Guenroc ; ceux de Saint-Jouan, de Caulnes et de la Chapelle l'avoient été par M. Le Marchant. Guitté se trouvant à une distance à peu près égale de l'un et de l'autre, ils s'en partagèrent les malades, au bas du tableau nominatif desquels on lit :

Vu pour certification du tableau ci-dessus. J'ajouterai que j'étois bien mal de la dysenterie, ainsi qu'un de mes enfans, et que je venois d'en perdre un autre de cette maladie, lorsque M. Bigeon nous visita, pour la première fois, le 30 octobre, et donna des instructions sur le moyen de la prévenir et de la guérir. Dans le mois de septembre et le commencement d'octobre elle n'avoit enlevé que quatre malades ; mais elle s'étoit tellement propagée, que vingt avoient péri depuis 10 jours dans cette commune dont la population est de mille ames. Quoiqu'il y eût alors un grand nombre de dysentériques, dont plusieurs étoient en danger, il n'en est mort que huit dans les 15 premiers jours de novembre et seulement deux depuis cette époque.

En Mairie, le 17 *décembre* 1816.

SABLÉ, *Maire.*

Les observations de M. Sablé, Maire de cette commune, sont conformes aux miennes. Lorsque le 30 octobre, M. Bigeon, Médecin des épidémies, consulta ma domestique qui avoit la dysenterie depuis quinze jours, et qui s'est rétablie, j'étois sans espoir pour elle, n'ayant pas encore vu guérir de dysentérique aussi mal.

CHARNAL, *Desservant de Guitté.*

M. Le Préfet après avoir pris connoissance des épidémies de 1815 et de 1816, écrivit à son excellence le Ministre de l'Intérieur. « M. Bigeon, Adjoint au Maire de Dinan, Électeur « du Département, Médecin des épidémies et Inspecteur des « eaux minérales, a toujours montré un zèle et un dévouement « parfait, quand il a été question de venir au secours de ses « concitoyens. Les services qu'il a rendus lui ont donné des « droits à la reconnoissance publique........ ».

Le C.te DE S.t-LUC.

En 1817, dès le mois de septembre, la dysenterie se répandit dans presque toutes les communes de l'arrondissement, et se manifesta d'une manière d'autant plus inquiétante, que les personnes peu fortunées avoient eu à souffrir de grandes privations ou s'étoient livrées à des travaux excessifs, quoiqu'elles n'eussent, pour réparer leurs forces, que de mauvaises nourritures et de l'eau plus ou moins altérée par une grande sécheresse. Epidémie de 1817.

Plusieurs malades privés de soins et de secours, succombèrent, et l'on vit quelques personnes aisées et d'une bonne constitution, survivre à l'usage des évacuans pris au commencement des dysenteries simples. Le charlatanisme célébroit déjà son triomphe, et je vis que dans les communes où l'épidémie n'avoit point régné les années précédentes, l'expérience n'ayant pu rectifier les idées populaires sur la nature et les causes de la dysenterie, il me seroit impossible de m'opposer à ce qu'elle devînt très-meurtrière, si la connoissance des soins à donner aux malades n'étoit promptement répandue.

M. le Sous-Préfet écrivit à ceux des soi-disant officiers de santé, qui se faisoient distinguer par leur impudence et le nombre de leurs victimes. Il les menaça de les faire poursuivre devant les Tribunaux et répandit l'avis suivant qui fut affiché, lu et expliqué dans les Eglises.

LE MÉDECIN DES ÉPIDÉMIES

POUR L'ARRONDISSEMENT DE DINAN,

Aux habitans des Communes dans lesquelles la dysenterie s'est manifestée.

La dysenterie est très-répandue dans cet arrondissement. Des enfans, des vieillards et quelques adultes ont succombé; mais la plupart n'avoient point reçu les soins qui leur étoient nécessaires. Plusieurs avoient abusé des évacuans et autres remèdes qui irritent le canal alimentaire, dont l'inflammation est le caractère principal de l'épidémie régnante. Cependant des hommes avides et toujours prêts à profiter des erreurs que l'ignorance a accréditées, essaient encore de propager cet abus, contre lequel je dois vous prévenir, contre lequel s'élève aujourd'hui le cri de ses victimes, et la voix des plus célèbres médecins.

Presque constamment la dysenterie cède en quelques jours à un traitement méthodique, et, lors de l'invasion, tout l'essentiel de ce traitement consiste à faire usage de boissons douces, légèrement muqueuses et de lavemens de même nature; à détruire la complication vermineuse; à se couvrir de manière qu'aucune partie du corps ne soit froide; à éviter la sueur, dont la suppression est presque inévitable dans cette maladie; à rappeler à la peau, par des frictions ou des applications stimulantes et chaudes, l'affection catarrhale fixée sur les intestins : enfin à s'interdire toute boisson froide ou spiritueuse, tout aliment, tandis que des évacuations glaireuses et sanguinolentes, de vives douleurs, un ténesme fatiguant indiquent une forte irritation, une inflammation telle qu'aucune substance, prise par la bouche, ne peut être évacuée par les voies naturelles. Alors, les alimens, surtout les fruits, les légumes, les pommes de terre, la viande, le lait, le pain mal préparé, loin de servir à la nutrition, fermentent, acquièrent de l'âcreté et déterminent des accidens qui, s'ils ne sont pas mortels, prolongent toujours la maladie.

Je ne puis trop le répéter, la dysenterie ne devient contagieuse et meurtrière que lorsqu'elle n'est point efficacement combattue. Ainsi la sûreté personnelle de chacun dépend des soins et des secours qu'il donne à son voisin malade, de l'empressement qu'il met à exécuter les réglemens de police relatifs à la salubrité.

Tous les matins, et plus souvent s'il est nécessaire, les ordures et autres matières qui peuvent se putréfier, doivent être éloignées des maisons, surtout dans les villes; et l'on désinfectera, avec l'acide muriatique oxigéné, celles où la dysenterie s'est manifestée. Les appartemens habités par des malades doivent être souvent ouverts, et leurs excrémens seront mis en terre, aussitôt qu'ils seront rendus. Les morts seront placés dans des appartemens inhabités et transportés, le plus promptement possible, au lieu de leur sépulture. Les parens et les voisins des dysentériques sont invités à faire connoître à la Mairie l'état de ces malades, et à dénoncer toute négligence dans l'exécution des réglemens de police qui viennent d'être rappelés.

Des médecins et officiers de santé visiteront les malades de leur arrondissement, et feront distribuer aux indigens les remèdes et les alimens dont ils auront besoin.

BIGEON.

Le Sous-Préfet de Dinan arrête que le présent avis sera imprimé au nombre de mille exemplaires, et invite MM. les Maires et Curés à ne négliger aucune des mesures qu'ils croiront propres à arrêter les progrès de l'épidémie et à procurer des secours aux indigens malades.

Les Maires me transmettront tous les lundis, un état

indiquant le nombre des décès, celui des malades et les besoins de leurs communes.

En Sous-Préfecture, à Dinan, le 1.er *octobre* 1817.

Cte S. DU BOURBLANC.

L'épidémie étant terminée, j'ai transmis à M. le Préfet, avec la lettre suivante, les rapports que l'on m'a adressés.

Dinan, le 26 *Décembre* 1817.

Monsieur le Préfet,

La dysenterie, qui, pendant les mois de septembre et d'octobre, s'est manifestée, dans presque toutes les communes de l'arrondissement de Dinan, a cessé d'être épidémique. J'ai l'honneur de vous adresser l'état des dépenses que l'on a faites, et les observations de MM. les Maires, Curés et Officiers de santé, sur les soins que les malades ont reçus, dans les communes qui ont dû spécialement fixer mon attention. Quelques remèdes ont été donnés dans d'autres paroisses; mais, pour s'y opposer aux progrès de l'épidémie, il a suffi de répandre des instructions relatives à son traitement et d'exciter le zèle des personnes bienveillantes.

Distrait par de nombreuses occupations, je n'ai pu d'abord détruire toutes les préventions relatives au traitement, et partout établir un service régulier; cependant la proportion des guéris aux morts prouve, peut-être mieux qu'on ne l'avoit fait jusqu'ici, combien l'intervention du Gouvernement peut être utile pendant les épidémies.

Il résulte des tableaux nominatifs, qui m'ont été remis certifiés, que 1603 dysentériques ont été consultés dans les communes spécialement affectées. Vous verrez, Monsieur, que la dépense en secours alimentaires, pour chaque malade, n'excède pas dix sous, et que dans les communes de Languenan et de Corseul, elle a été insuffisante, surtout au commencement de l'épidémie.

Vous verrez également que l'on a compté peu de victimes, aussitôt que des conseils et des secours ont été offerts à tous les malades, sans égard à leur fortune, et avant même qu'ils les réclamassent. Par ces soins officieux, que la sûreté publique, l'inaptitude, la négligence et les préjugés des habitans de la campagne rendoient nécessaires, les charges de l'état ont été diminuées, car partout la contagion s'est d'autant moins propagée que la dysenterie a été plus promptement et plus efficacement combattue.

Du dix au dix-sept septembre, six personnes, dont cinq émétisées ou purgées, périrent à Trémereuc. Bientôt le quart des habitans fut affecté de la dysenterie et une affreuse dépopulation en eût été le résultat, si M. Henri, curé de cette commune, où l'on compte 436 ames, n'eût été aussi ardent à s'opposer aux méthodes perturbatrices que l'on y avoit propagées, qu'actif à donner à tous les malades les conseils d'un médecin, les consolations d'un père, souvent les soins d'une gardienne; s'il n'eût préparé lui-même ou fait préparer les bouillons et les remèdes; s'il n'eût donné l'exemple et le précepte d'un entier dévouement, même en logeant chez lui les malades, qui, dans leurs maisons, ne recevoient pas les soins nécessaires à leur rétablissement. Le rapport que l'on m'a remis est du 14 novembre. Il n'étoit mort dans cette commune, depuis que l'administration des secours publics fut autorisée, le 17 septembre, que cinq malades, tous enfans, infirmes ou purgés.

A Trigavou, depuis le vingt-un septembre, neuf dysentériques étoient morts, émétisés, et il ne restoit que vingt malades, presque tous très-pauvres ou très-mal, lorque, le trente du même mois, je visitai cette commune. Pendant les vingt-cinq jours suivans, il n'a péri que sept personnes de tout âge et de toutes maladies, quoique 115 aient eu une dysenterie assez grave pour avoir besoin de secours. Presque tous étoient guéris le 24 octobre, et l'épidémie ne donnoit plus d'inquiétudes. Des résultats analogues ont été obtenus dans d'autres communes, et presque toutes les personnes qui ont dû prendre part à l'administration des secours qui viennent d'être donnés, ont acquis des droits à la reconnoissance publique.

J'ai l'honneur d'être etc.

OBSERVATIONS insérées aux tableaux nominatifs des malades affectés de la dysenterie, dans l'arrondissement de Dinan, en automne 1817 (1).

Dinan et Quévert.

J'ai donné des soins tant à Dinan qu'à Quévert, à trente dysentériques, depuis le premier octobre, époque à laquelle je me suis chargé de l'administration des secours publics dans ces communes. Deux ont succombé; je ne fus appelé pour l'un que quelques instans avant sa mort. L'autre étoit un enfant qui, par une négligence condamnable, fut abandonné, pendant quatre jours, dans une cabane isolée, avant qu'on ne vînt réclamer des secours. Dans aucun cas, il ne s'est présenté d'indication pour l'emploi des évacuans. Les adoucissans, les vermifuges, les légers calmans et les révulsifs ont suffi pour guérir presque tous les individus atteints de cette maladie.

AUBRY, *Docteur-Médecin.*

Pleslin.

Quatre dysentériques étoient morts depuis peu de jours, et l'on comptoit peu de convalescens, lorsque, le dix octobre, on commença à donner des secours aux pauvres. La population de Pleslin est de 1250 ames.

Du dix octobre au dix novembre, on a observé dans la

---

(1) Je conserve ces observations dont l'authenticité ne peut être contestée, et l'on me fera toujours plaisir en m'offrant l'occasion de les communiquer.

commune quatre-vingt dysentériques ; cinq sont morts, dont un vieillard et trois petits enfans. Néanmoins le nombre des décès dans le mois, excède peu la mortalité ordinaire ; et le traitement indiqué dans les instructions qui nous ont été remises, ayant presque toujours eu un succès prompt et complet, nous sommes convaincus que la dysenterie, autrefois si meurtrière dans les campagnes, pourroit presque toujours être efficacement combattue. Il importe surtout d'offrir, dès que l'on observe ses premiers symptômes, des secours et des soins assidus, et de prévenir les malades contre les méthodes perturbatrices et évacuantes, qui, presque toujours, lorsqu'elles ne rendent pas la maladie mortelle, rendent la convalescence incertaine et très-longue. Le nombre des dysentériques indigens a été 71.

Rédigé en Mairie, après vérification des faits, le 11 *novembre* 1817.

DE LESQUEN, *Chevalier de Saint-Louis, Maire.* LE MOINE, *Recteur.* LE MOINE, *Adjoint, Officier de santé.*

Le Plessix-Balisson.

La commune du Plessix-Balisson, réunit sur une très-petite surface, deux cent vingt habitans, qui, presque tous sont dans la plus grande indigence.

Cinq dysentériques y étoient morts, dont quatre depuis le vingt-trois septembre, lorsque, le vingt-sept du même mois, M. Bigeon, médecin des épidémies, s'y rendit et me chargea de donner des soins aux malades. On en comptoit alors vingt-neuf. Le succès le plus complet a justifié le traitement qui leur a été prescrit, et l'épidémie à cessé de se propager. On n'a vu que huit nouveaux malades.

Nous n'avons perdu, depuis le vingt-sept septembre, que trois enfans qui n'ont point suivi de traitement, et dont le plus âgé n'avoit que six ans.

LE TULLE, aîné, *Officier de santé.*

Arrête le présent état, montant à 31 *malades indigens.*

LE SAICHOT, *Maire.*

M. Le Tulle a de plus donné des soins aux dysentériques indigens de Ploubalay, Lancieux, Créhen et Saint-Jacut; mais l'épidémie s'est peu répandue dans ces communes.

Plouër. Le nombre des pauvres auxquels on a donné des soins et des secours, est de vingt-six, dont trois enfans sont morts. Cette année, comme l'année dernière, les malades qui, attaqués de la dysenterie, ont observé le traitement et le régime que nous leur avons indiqué, d'après les instructions et les conseils de M. Bigeon, médecin des épidémies, ont guéri, et presque toujours leur convalescence a été très-heureuse.

A Plouër le 19 novembre 1817.

J. FOUACE, *Recteur de Plouër.* P. DESGUETS.

Certifié véritable, par nous, Maire de la commune de Plouër.

En Mairie, le 20 novembre 1817.

P.re BRIGNON DE LEHEN.

Aucaleuc. M'étant autrefois occupé de la médecine, je me suis chargé de diriger le traitement des malades affectés de la dysenterie dans cette commune. Quarante-sept personnes en ont été attaquées, cinq sont mortes; mais quatre étoient des enfans, l'autre avoit soixante-quinze ans. Ces malades n'ont point suivi le traitement et le régime indiqués par M. Bigeon, médecin des épidémies. L'usage des adoucissans, des révulsifs, des vermifuges, quelquefois des amers et des calmans, a presque toujours terminé promptement cette maladie que j'ai eue, ainsi que trois autres personnes de ma maison. Tous les malades sont rétablis, et l'épidémie s'est dissipée entièrement dans la commune.

En Mairie d'Aucaleuc, le 30 octobre 1817.

MAHAULT, *Maire.*

Plumaugat et S.-Jouan.

En très-peu de temps, vingt-quatre dysentériques étoient morts en la commune de Plumaugat. Un venoit de succomber dans la commune de Saint-Jouan-de-l'Isle, et deux étoient sans espérance dans cette dernière, lorsque, le six octobre mil huit cent dix-sept, M. Bigeon, médecin des épidémies, vint autoriser l'administration des secours publics.

La commune de Plumaugat contient deux mille six cents ames, et Saint-Jouan environ six cents. Soixante-quinze indigens étoient alors affectés ou l'ont été depuis dans ces deux communes, dont cinquante-trois en Plumaugat, et vingt-deux en Saint-Jouan. De ce nombre, il n'en est mort que quatre.

Cependant, dans la commune de Plumaugat, on compte dix-sept inhumations du huit au trente-un octobre, dont quinze dans la classe aisée. Les deux que j'ai vus étoient sans espoir lorsqu'ils ont demandé du secours, d'autres n'en ont point réclamé, se sont traités ou fait traiter suivant leur caprice, et se sont fait administrer des vomitifs et des purgatifs, que nous ne leur avions point conseillés, et dont, au contraire, nous nous sommes abstenus dans notre pratique, vu, qu'après l'usage de ces remèdes, nous avons souvent remarqué des accidents graves ou mortels se développer; tandis que nous avons presque toujours vu la dysenterie se guérir promptement et radicalement par l'usage des boissons douces et calmantes, par celles légèrement amères et aromatiques, aidées par de demi-lavemens, des vermifuges et des révulsifs. Leur action a été secondée par une douce chaleur.

LE MARCHANT, *Chirurgien*,
Maire de Saint-Jouan.

Vu par nous, Maire et adjoints, Curés et Desservants soussignés des communes de Plumaugat et Saint-Jouan-de-l'Isle, l'état de l'autre part et les observations y consignées, auxquelles nous déclarons adhérer en tout comme sincères et véritables. Le 20 *novembre* 1817.

F. ORINEL, *Maire de Plumaugat*, RAVAUDET, *Ad*.
R.-P. FLEURY, *Recteur de Plumaugat.* SOTINEL, *Curé de Saint-Jouan.*

Caulnes. Le six octobre, M. Bigeon, médecin des épidémies, se rendit à Caulnes, et y autorisa l'administration des secours publics. Trente-six dysentériques étoient morts dans cette commune, la plupart depuis peu de jours, et tous depuis un mois. Cent personnes étoient alors attaquées de la dysenterie ou l'ont depuis été.

Depuis le sept octobre on a compté treize décès; mais un seulement a reçu les soins indiqués dans les instructions qui nous ont été remises. Les autres étoient quelques-uns sans espoir, d'autres ont fait usage de remèdes irritans ou de boissons spiritueuses, et n'ont suivi aucun régime; enfin plusieurs étoient des enfans auxquels il a été impossible d'administrer les secours indiqués.

Certifié véritable et conforme au tableau nominatif des malades et aux registres civils.

LÉGAULT, *Officier de santé.*

Je, soussigné, Maire de Caulnes, certifie que M. Légault, officier de santé, a traité et visité les malades dysentériques de la commune.

En Mairie, à Caulnes, le 29 novembre 1817.

JOURDAIN DE LA GUYHOMMERAYE, *Maire.*

VILLANDRE, *Adjoint.*

Broons et Lanrelas. J'ai vu dans les communes de Broons et Lanrelas cent douze malades affectés de la dysenterie; mais la mortalité ayant été peu considérable, n'a pas sensiblement influé sur la statistique de ces communes. La plupart des malades qui ont péri, ont été victimes d'imprudences graves, de vomitifs ou de purgatifs irritans, tandis que ceux qui ont suivi avec exactitude le traitement et le régime indiqués dans les instructions et avis publiés par M. Bigeon, médecin des épidémies, ont été presque tous promptement rétablis.

Les soins qu'il convient d'administrer étant aujourd'hui

connus dans les villages où la dysenterie s'est manifestée le plus souvent, les malades s'y conforment d'eux-mêmes et n'ont pas besoin d'autres secours.

Broons, le 6 novembre 1817.

RAULT-MAISONNEUVE,
Officier de santé.

Pour certification et confirmation des observations relatives au traitement de la dysenterie, citées par M. Rault-Maisonneuve, officier de santé, en ce qui concerne nos communes.

MIRIEL, *Maire de Broons.* J.-M. FLEURY, *Curé de Broons.* Matt. TOURNATORY, *Maire de Lanrelas.* MANCEAU, *Curé de Lanrelas.*

On comptoit quarante-quatre personnes mortes de la dysenterie dans cette commune, dont la population est de quatre mille ames, lorsque M. Bigeon, médecin des épidémies, vint, le quatorze octobre, ordonner des secours relatifs au traitement de l'épidémie. Les instructions ont été répandues par les villages, et nous avons vu presque tous les malades qui s'y sont conformés, guérir promptement, en sorte que nous n'avons eu à donner des secours qu'à vingt-huit indigens, dont trois ont succombé, deux étoient des enfans. Plénée.

Nous avons beaucoup insisté sur les moyens préservatifs et bientôt la dysenterie a cessé d'être épidémique.

Pour certification des observations ci-dessus, en Mairie de Plénée, le 18 décembre 1817.

BERNARD DE L'ISLE, *Mat.re en chirurgie*, GUIGNEU, *Maire.* BOIS, *premier Adjoint.*

La population de la commune de Plédéliac est de 1777 ames. Plédéliac. Dix malades étoient morts de la dysenterie, et 52 en étoient attaqués, lorsque, le seize octobre, on commença à donner des secours publics. Depuis le seize octobre, c'est-à-dire, en vingt jours, huit personnes de tout âge et de toute maladie ont été inhumées : ce qui excède de deux la mortalité ordinaire dans cette saison.

Il faut observer que sur les cinq personnes décédées, portées sur ce tableau, il se trouve deux enfans qui ont constamment refusé les secours, et qu'un autre étoit au vingt-deuzième jour de l'invasion et sans espoir, dès l'époque de la première visite.

Quoique nous ayons encore de nouveaux malades, nous considérons l'épidémie comme terminée. Presque toujours la dysenterie cède promptement et complettement à l'usage de lavemens, de boissons douces et calmantes légèrement aromatisées, de vermifuges, et autres soins indiqués dans les instructions imprimées que nous avons répandues et expliquées, autant qu'il nous a été possible, à tous les habitans.

Rédigé en Mairie, après vérification des faits, le 6 *novembre* 1817.

F.-M. LECLERC, *Officier de santé*. BÉCHEREL, *Adjoint*. RHEDON, *Curé, desservant*. BRINDJONC, *Vicaire*.

Nota. Onze autres personnes, sur lesquelles une est morte, n'ayant point eté vues par moi, j'ai cru devoir me dispenser de les porter sur le présent tableau.

F.-M. LECLERC.

S. Maudé. Le nombre des malades affectés de la dysenterie, d'après l'état ci-joint, a été vingt-huit, dont cinq sont morts, savoir quatre enfans au-dessous de neuf ans. A la dysenterie du cinquième, qui étoit une fille de dix-sept ans, s'étoit réunie une fièvre nerveuse des plus violentes, occasionnée, à ce que je suppose, par ce qu'elle éprouva en revenant de Corseul où elle étoit en service et où elle avoit pris la dysenterie. Dans le trajet, la foiblesse la força de se reposer près d'un fossé. Elle s'y endormit, et pendant son sommeil, il survint une pluie très-forte qui traversa tous ses habits. A son arrivée chez sa mère,

mère, la fièvre survint, et en peu d'heures devint très-forte. Le lendemain elle eût du délire, le troisième jour elle perdit connoissance et le quatrième elle succomba.

MM. Les officiers de santé de Corseul, ont visité la plupart de ces malades, qui, en général, ont été traités d'après les instructions qui nous ont été remises par M. Bigeon, médecin des épidémies.

S.t-Maudé, le 12 Décembre 1817.

F. GOUYON, *Maire.*

Corseul est une des plus grandes communes de l'arrondissement. Sa population excède quatre mille ames, et lorsque la dysenterie s'y manifesta, elle se répandit si rapidement que l'on ne put d'abord donner des conseils et des secours à tous les malades. La plupart ne les sollicitoient point, et souvent leur état nous étoit inconnu au moment même où ils expiroient. Corseul.

Ceux qui n'étoient pas gravement affectés, croyant faire preuve de courage, en ne se laissant pas, car c'étoit leur expression; abattre par la maladie, conseilloient et donnoient l'exemple de l'abus des boissons froides et spiritueuses. Ils usoient des alimens et des remèdes les plus propres à augmenter l'inflammation qui caractérise la dysenterie, et après s'être, pendant plusieurs jours, presque constamment exposés au froid, la sensibilité des intestins se trouvoit éteinte ou affoiblie, et ils persistoient, malgré les avis, à ne point vouloir la ranimer par la chaleur, qui, quelquefois alors, paroissoit augmenter leurs souffrances.

Du quinze au vingt septembre, la maladie prit un caractère plus violent. M. Bigeon, médecin des épidémies, vint auprès de nous pour faire donner des secours aux malades indigens. Malgré nos efforts, la maladie continua ses ravages pendant quinze à vingt jours, après lesquels elle commença à diminuer d'intensité.

Nous comptions encore à cette époque un très-grand nombre de malades. M. Bigeon parcourut avec nous, le sept octobre et les trois jours suivans, les villages qui présentoient le plus grand nombre de malades, y répandit les instructions imprimées relatives à la dysenterie, et chargea les personnes les plus intelligentes de les expliquer aux autres et de veiller à l'exécution des traitemens prescrits. La mortalité continua toujours à être décroissante, et depuis quelques jours elle est revenue à son état ordinaire.

Corseul, le 7 Novembre 1817.

GUILLEMOT, *Maître en Chirurgie.* V. BEZARD, *Officier de santé.* J.h DUBREIL DE PONT-BRIAND, *Maire.* LE SAGE, *Recteur.* DAGORNE, *Vicaire.*

Ayant autorisé l'administration des secours publics à Corseul, le dix-sept septembre, je m'y rendis six fois, pendant les vingt jours suivans; mais appelé à visiter d'autres communes de l'arrondissement, il me fut impossible d'y voir tous les malades; et trompé par des rapports inexacts, je me flattois que leur nombre diminuoit chaque jour, quand à mon retour des cantons de Saint-Jouan et de Broons, j'appris, par une lettre de M. le Maire de Corseul, que la dysenterie continuoit d'y faire de rapides et effrayans progrès.

Je ne rechercherai point ici d'après quelles idées le rédacteur de l'observation relative à cette commune, a refusé d'en faire connoître le nécrologe, et a voulu persuader que *le sept octobre la mortalité continuoit d'y être décroissante;* mais Corseul ayant, par les doctrines médicales que l'on y a propagées et par le nombre de ses victimes, fixé l'attention publique, je crois devoir prouver par les états qui devoient servir de base à l'observation que je publie, que le sept octobre, on n'y comptoit guère plus de convalescens que de morts de la dysenterie; que chaque jour elle y devenoit plus funeste et plus répandue; et que là, comme dans les autres communes, elle a promptement cédé aux secours du Gouvernement, lorsqu'on a généralement connu les principes d'après lesquels ils doivent être administrés.

MAIRIE DE CORSEUL.

Du premier septembre au dix-sept, on a enregistré à Corseul onze décès. Du dix-sept septembre au sept octobre — soixante-douze, *dont neuf le sept octobre*. Du sept au quinze — quatorze. Depuis, la mortalité a toujours été décroissante.

Il résulte du tableau nominatif des malades affectés de la dysenterie, que deux cent douze étoient morts ou convalescens le sept octobre, et que *trois cent quinze avoient la dysenterie ou l'ont eue depuis*.

En Mairie, pour certification du présent, à Corseul, le 13 Novembre 1817.

J.b DUBREIL DE PONT-BRIAND, *Maire*.

Languenan.

Le treize septembre, les malades de Languenan reçurent les premiers secours du gouvernement. Quatre étoient morts de la dysenterie, et des quarante-huit qui restoient, la plupart etoient très-mal ou affectés depuis peu de jours. Cent soixante-quinze ont été attaqués depuis, et sur ces deux cent vingt-trois dysentériques, l'on a compté vingt-six décès avant le premier octobre, et neuf du premier au huit de ce mois. Nous croyons devoir faire remarquer, que les instructions publiées par M. Bigeon, médecin des épidémies, n'ont été répandues dans les villages, qu'après le premier octobre, et que malgré les soins que nous nous sommes donnés, ainsi que lui, les secours ne purent d'abord être administrés régulièrement à tous les malades. Parmi les trente-quatre morts depuis le treize septembre, plusieurs refusèrent ces secours ou commirent des imprudences graves, quelques-uns étoient affectés d'autres maladies. Enfin, dix avoient pris des vomitifs ou des purgatifs. Quoique les malades qui ont fait usage de ces remèdes, fussent en général dans les circonstances les plus favorables à la guérison, nous en avons vu mourir plus de la moitié; la convalescence des autres a été longue et est encore incertaine pour plusieurs.

Les soins qu'il convient de donner aux personnes attaquées

de la dysenterie étant aujourd'hui très-connus, les nouveaux malades que nous voyons, nous donnent peu d'inquiétude; mais les secours publics seront encore nécessaires pendant quelques semaines, pour assurer la convalescence des indigens, dont cent quarante-un ont été attaqués. La plupart des autres ont montré d'abord si peu d'empressement à réclamer les secours de la médecine, que l'on peut dire qu'ils ne les eussent pas demandés, s'ils n'avoient été prévenus. Il ne nous paroît pas moins évident, qu'ils eussent été victimes des préjugés favorables aux évacuans et autres remèdes qui irritent et enflamment le canal alimentaire, si nous ne leur eussions fait connoître combien ces remèdes peuvent être dangereux.

Depuis cinq jours, il n'y a eu aucun décès dans cette commune, dont la population est de onze cents ames.

Nous, Maire de Languenan, attestons la fidélité du présent rapport.

En Mairie, à Languenan, le 13 *Octobre* 1817.

GUILLARD, *Maire.* BETAUX, *Recteur de Languenan.* GOUAULT, *Officier de santé.*

Treméreuc. Nous avions perdu depuis sept jours, six malades purgés ou émétisés, à l'exception d'une femme de soixante dix-sept ans, qui n'eut pas recours aux médecins, lorsque, le dix-sept septembre, M. Bigeon, médecin des épidémies, autorisa l'administration des secours publics à Tréméreuc, et indiqua le traitement qu'il convient d'opposer à la dysenterie et à la fièvre catarrhale qui y regnoient épidémiquement. Nous avons reconnu qu'il restoit alors dix-huit malades dont la plupart étant très-pauvres, n'avoient point recherché les secours de la médecine : trois étoient en danger. Soixante-cinq ont été attaqués de la dysenterie depuis cette époque; aucun n'a fait usage des remèdes évacuans; tous ont été traités d'après les instructions de M. Bigeon, et le succès a été tel, que nous n'avons perdu que cinq malades (de toutes maladies) depuis le dix-sept septembre. Une de ces malades étoit une mendiante de quatre-vingt-sept ans, une autre âgée de cinquante-quatre, infirme, n'étant pas encore rétablie d'une fièvre catarrhale, où elle avoit pris des purgations; un homme âgé de 52 ans, infirme depuis cinq mois par une humeur au bras; les deux autres étoient des enfans très-indociles et dont les parens n'avoient point secondé nos soins.

Des quatre-vingt-trois malades dont nous avons parlé, soixante-quatre étoient dans l'indigence. Aussitôt que les secours publics ont été administrés dans cette commune, dont la population n'est que quatre cent trente-six ames, on a généralement connu le traitement que l'on doit opposer à la dysenterie, et plusieurs malades ne s'étant pas fait connoître, nous pensons que plus du quart des habitans l'ont été. On peut, d'après les premiers résultats, pressentir combien l'épidémie eût été funeste, si, par une méthode perturbatrice et évacuante, on eût propagé la contagion que nous avons combattue par les moyens de propreté et de désinfection les plus efficaces. Nous devons ici témoigner à M. Bigeon la vive reconnoissance des habitans de Tréméreuc pour le zèle qu'il a montré en les visitant; et, pour le bien de l'humanité, nous formons des vœux pour que la méthode qu'il nous a indiquée, soit généralement suivie. Nous sommes convaincus que l'épidémie n'eût enlevé que peu ou point de malades dans notre commune, si l'on ne s'en fût pas écarté.

Rédigé en Mairie à Tréméreuc, le 14 Novembre 1817.

J. BEDFERT, *Maire de Tréméreuc.* J. RABIN, *Adjoint.* HENRY, *Recteur.* J. BRION, *Officier de santé.*

Neuf dysentériques étoient morts émétisés à Trigavou, depuis le vingt-un septembre, lorsque, le trente du même mois, on commença à donner les secours indiqués par M. Bigeon, médecin des épidémies: il restoit vingt malades. Quatre-vingt-quinze ont été attaqués depuis par la dysenterie, auxquels nous avons eu à donner nos soins, et dont soixante-seize étoient pauvres. Trigavou.

Il est mort dans la commune (dont la population est de mille cinquante) depuis le trente septembre jusqu'au vingt-quatre octobre, sept personnes de tout âge et de toute maladie, dont la plupart étoient très-mal, lorsque les secours publics ont été administrés. Le rétablissement des malades qui ont suivi le traitement et le régime indiqués dans les instructions qui nous ont été remises par M. Bigeon, a presque toujours été prompt et complet.

Sœur SAINT-THOMAS, *Fille de la Sagesse.*

Certifié conforme à la vérité,

A Trigavou, le vingt-neuf octobre 1817.

J.-F. REGNIER, *Desservant.*

Vu et approuvé ce qui est porté ci-dessus, par moi, Jean Aubert, *Maire de la commune de Trigavou.*

En Mairie, le premier novembre 1817.

AUBERT, *Maire.*

Conclusion.

Des résultats non moins favorables que ceux énoncés dans ces rapports officiels s'observeroient souvent, et rarement on verroit d'aussi funestes applications des doctrines médicales perturbatrices, si des rétributions fondées sur la diminution dans le nombre annuel des décès, tendoient à éclairer la confiance des malades, et donnoient aux médecins l'espoir d'être indemnisés des avances qu'ils feroient, pour répandre dans leurs arrondissemens les instructions nécessaires, et procurer aux pauvres les secours urgens.

Cette législation ajouteroit peu aux charges individuelles: bientôt elle les diminueroit. Au reste, le premier de nos besoins est de vivre, de vivre bien portans, et, pour moins d'un centime par franc de ce que nous payons, l'état assureroit une existence honorable à ceux de ses membres qui entreroient dans la carrière avec des talens reconnus, avec le zèle et le dévouement qu'inspire l'humanité. La plupart des maladies seroient prévenues ou arrêtées dès leur principe ; des bras conservés ou promptement rendus aux arts et à l'agriculture augmenteroient la fortune publique ; enfin cette institution, qui, plus que toute autre, me semble propre à satisfaire des médecins délicats, probes et instruits, n'influeroit pas moins utilement sur nos mœurs que sur nos facultés physiques.

J'ai donné à ces pensées tout le développement que j'ai cru nécessaire, dans mes *Réflexions sur l'importance des services que la médecine rendroit à la société, si, pour bannir le charlatanisme, on faisoit dépendre de leurs succès réels l'honneur et la fortune des médecins*. Le gouvernement veut tout ce qui convient à la France. Aussitôt qu'il connoîtra l'insuffisance ou plutôt le danger de nos institutions médicales, aussitô que le cri des victimes s'élèvera jusqu'au trône, une enquête sera ordonnée, et, le nécrologe faisant connoître les funestes conséquences de l'abus des remèdes, les ministres privilégiés de la mort, toujours prêts à céder aux opinions vulgaires, habiles à cacher ainsi leur honteuse ignorance, à créer des maladies, à capter la confiance des malades, seront dévoilés. Des médecins constamment occupés du soin de répandre les préceptes d'une hygiene raisonnée, de prévenir et de guérir les maladies, de rendre leurs concitoyens sages par la crainte de la douleur et de la mort, heureux par la pratique des vertus sociales, recevront les témoignages mérités de la reconnoissance publique ; ils ne rappelleront point en vain que les passions avilissent l'homme, lorsqu'il ne sait pas leur commander, et qu'elles le tuent lorsqu'il se livre sans restriction aux impulsions qu'il en reçoit.

FIN.

www.ingramcontent.com/pod-product-compliance
Ingram Content Group UK Ltd.
Pitfield, Milton Keynes, MK11 3LW, UK
UKHW020924180726
13838UKWH00002B/732